**Notfalltaschenbuch für den Rettungsdienst
Rossi/Dobler**

Eigentum von:

_____

_____

_____

Als persönliches Geschenk überreicht durch:

_____

TELEFONVERZEICHNIS

	Vorwahl	Rufnummer
Zentraler Bettennachweis für Verbrennungspatienten, Hamburg	0 40	Tel. 2 48-2 88 37 Fax 2 48-6 56 47
Beratungsstellen bei Vergiftungen, z.B II. Medizinische Klinik und Poliklinik, Mainz	06131	Tel. 1 92 40 Fax 1 76-6 05
Klinik mit Druckkammer, z.B. Bundeswehrkrankenhaus Ulm	07 31	1 71-22 86 bzw. -1
Spezialabteilung bei Strahlenunfall: Berufsgenossenschaftliche Unfallklinik Ludwigshafen	06 21	6 81 01
Intensivmobil - Einsatzzentrale	0 22 35	4 20 11
Aero Dienst Flugambulanz	09 11	22 47 77
Deutsche Rettungsflugwacht (DRF)	01 30 07 11	90 90 Tel. 70 10 70 Fax 7 00 72 22
Bundesvereinigung der Arbeitsgemeinschaften der Notärzte Deutschlands (BAND)	09 31	Tel. 2 01-51 28 Fax 28 47 46
Fahrdienstleiter	....	....
Leitstellenpersonal	....	....
Nummer der eigenen Hilfsorganisation	....	....
Weitere Telefonnummern:		

Diagnostik
Seite 14 – 18

Allgemeine Maßnahmen
Seite 19 – 48

Spezielle Notfälle
Seite 49 – 230

Notfallmedikamente
Seite 231 – 264

Sonstiges
Seite 265 – 288

Notfall-Taschenbuch für den Rettungsdienst

Herausgeber: Dr. med. Rolando Rossi
und Günter Dobler

unter Mitarbeit von: Waldemar Birkholz
Annemarie Sauer

8., überarbeitete und erweiterte Auflage

Verlagsgesellschaft Stumpf & Kossendey mbH · Edewecht · Wien

WICHTIGE HINWEISE

Autoren und Verlag haben höchste Sorgfalt hinsichtlich der Angaben von Therapierichtlinien, Medikamentenanwendungen und -dosierungen aufgewendet. Nachdem gesetzliche Bestimmungen und wissenschaftlich begründete Empfehlungen einer ständigen Veränderung unterworfen sind, ist der Benutzer aufgefordert, die aktuell gültigen Richtlinien anhand der Literatur und der Beipackzettel zu überprüfen und sich entsprechend zu verhalten.

Die Angaben von Handelsnamen, Warenbezeichnungen etc. ohne die besondere Kennzeichnung ® bedeuten keinesfalls, daß diese im Sinne des Gesetzgebers als frei anzusehen wären und entsprechend benutzt werden könnten.

Alle Rechte, insbesondere die der Übersetzung, des Nachdrucks, der Entnahme von Abbildungen oder Textteilen, **vorbehalten.** Auch auszugsweise Wiedergabe nur mit ausdrücklicher Genehmigung der Autoren und des Verlages.

Autoren:
Birkholz, Waldemar; Arbeiter-Samariter-Bund, Ulm/Donau
Dobler, Günter; Arbeiter-Samariter-Bund, Ulm/Donau
Rossi, Rolando, Dr. med.; Chefarzt Abt. Anästhesie, Intensiv- und Notfallmedizin, Stadt- u. Kreiskrankenhaus Ansbach
Sauer, Annemarie; Zentrum für Innere Medizin der Universität Ulm/Donau

Korrespondenzadresse:
Dr. med. Rolando Rossi, Strüther Berg 7, 91522 Ansbach

CIP-Kurztitelaufnahme der Deutschen Bibliothek

> **Notfall-Taschenbuch für den Rettungsdienst** / Hrsg.: Rolando Rossi und Günter Dobler. Unter Mitarb. von: Waldemar Birkholz ; Annemarie Sauer. - 8., überarb. und erw. Aufl. - Edewecht ; Wien : Stumpf & Kossendey, 1998
> Bis 7. Aufl. u.d.T.: Rossi, Rolando: Notfalltaschenbuch für den Rettungsdienst
> ISBN 3-932750-01-2

© Copyright by Verlagsgesellschaft Stumpf & Kossendey, Edewecht, 1983, 1984, 1985, 1986, 1987, 1990, 1993, 1998
Druck: Gorenjski Tisk, Kranj, Slowenien

VORWORT

Der Rettungssanitäter hat im Einsatz klar zu definierende Aufgabenbereiche bei der Erstversorgung von Notfallpatienten wahrzunehmen:

1. Selbständig zu handeln, falls kein Arzt am Orte des Geschehens zur Verfügung steht,
2. auf Anordnung eines Arztes selbständige oder assistierende Tätigkeiten durchzuführen.

Für beide Aufgaben benötigt er Kenntnisse und Fähigkeiten, also eine den Erfordernissen entsprechende theoretische und praktische Aus- und Fortbildung. Obwohl es heute genügend Vorstellungen, ja sogar Empfehlungen über den anzustrebenden Ausbildungsinhalt gibt, ist die Ausbildung in der Qualität unterschiedlich und unzureichend geblieben und auch die notwendige Fortbildung nur in einem geringen Umfange erreicht. Andererseits muß der Rettungssanitäter in den beiden dargestellten Aufgabenbereichen schnell, gezielt und effektiv handeln, er muß die Situation erkennen, die sich aus dem breiten Spektrum der Notfälle ergibt, und daraus die Ansatzpunkte der ihm möglichen Sofortmaßnahmen ableiten. Er muß in der Kooperation mit dem Arzt mitdenken und handeln, Maßnahmen, Geräte und Instrumentar anwenden oder Medikamente, Infusionen bereitstellen, schließlich eine Überwachungsfunktion wahrnehmen können. Es gibt häufige und seltene Notfälle, damit häufig und selten anzuwendende Maßnahmen, Geräte und Medikamente. In der bereits dargestellten unbefriedigenden Ausbildungssituation wird jeder Rettungssanitäter, der seinen Aufgaben gerecht werden will, sehr viel Eigeninitiative aufbringen müssen, um sich ständig weiter- und fortzubilden. Das Grundsätzliche kann er nur aus den Lehrbüchern entnehmen.

Für Wiederholungen oder eine schnelle Information haben sich auch im ärztlichen Bereich gestraffte Zusammenfassungen des Grundlagenwissens in Form eines Taschenbuches bewährt. Die Autoren dieses Taschenbuches bieten mit ihrer Publikation dem Rettungssanitäter ein klar gegliedertes, in Stichworten zusammengefaßtes Basiswissen an. Ich bin der festen Überzeugung, daß damit eine weitere Lücke zu schließen ist. Das Buch kann als ständiger Begleiter die dringend notwendige Fortbildung verbessern, als kurzgefaßter Ratgeber aber auch im Einsatz nützlich sein. Es kann, soll und darf weder praktische Übungen noch eine systematische Fortbildung ersetzen.

Ich wünsche dem Taschenbuch eine weite Verbreitung und vor allem den angestrebten Erfolg.

Ulm, Mai 1983
F. W. Ahnefeld, Ulm

EINLEITUNG

Notfallsituationen, in denen Patienten akut in ihren Vitalfunktionen bedroht oder bereits gestört sind, können jederzeit und überall auftreten. Sie bedürfen schneller und qualifizierter medizinischer Hilfe. Durch systematisches Vorgehen und gezielten Einsatz der zur Verfügung stehenden Mittel ist die vitale Gefährdung vom Patienten abzuwenden und Komplikationen vorzubeugen. Dies ist das Ziel der Notfallmedizin.

Das vorliegende Buch kann und will nicht die Grundlagen und Techniken der Erstversorgung vermitteln. Diese Aufgabe wird von den viel umfangreicheren Lehrbüchern sowie den Aus- und Fortbildungsveranstaltungen wahrgenommen. Unter bewußter Vernachlässigung seltener Situationen wird hier, in gedrängter Form, das schematisierbare Vorgehen im Bereich der außerklinischen Notfallmedizin bei den häufigsten Notfallsituationen dargestellt. Es wird die Darstellung differentialdiagnostischer Erwägungen zugunsten vorrangig wichtiger Maßnahmen zur Sicherung der Vitalfunktionen zurückgestellt. Form und Umfang des Bandes wurden so gewählt, daß er vom Personal im Rettungsdienst stets mitgeführt werden kann und bei Bedarf unmittelbar zur schnellen Information zur Verfügung steht. Es wurde bewußt Raum für eigene Anmerkungen und Eintragungen gelassen, um Möglichkeiten zu haben, dieses Buch auf die eigenen Bedürfnisse und die regionalen Gegebenheiten abzustimmen. Wenn sich das Buch auch vor allem an den Rettungssanitäter wendet, so werden doch auch die notärztlichen Maßnahmen angeführt, um eine kontinuierliche Behandlung sicherzustellen.

Für kritische Hinweise und Anregungen sind wir jederzeit dankbar. Unser besonderer Dank gilt Herrn Gerd Steigert für die Ausführung der Graphiken sowie Herrn H. Güttler für seine Hilfe bei der Überarbeitung des Manuskriptes. Wir danken dem Verlag für die gute Zusammenarbeit, die eine zeitgerechte Publikation ermöglichte.

Ulm, August 1983   Die Autoren

ANMERKUNG ZUR 8., ÜBERARBEITETEN UND ERWEITERTEN AUFLAGE

Fast 15 Jahre nach Erstellung des Notfall-Taschenbuches ist die Zeit einerseits für einen Rückblick und andererseits für einen Ausblick gekommen. Die Notfallmedizin hat sich gerade im deutschsprachigen Raum kontinuierlich weiterentwickelt und genießt dank ihres hohen fachlichen Niveaus in Ausstattung und Wissen aller hier Tätigen ein internationales Ansehen.

Wir danken unseren Lesern für das große Vertrauen, das sie unserem Buch in den vergangenen Jahren geschenkt haben. Die große Zustimmung, die Form und Inhalt des Buches genießen, sind uns Ansporn, weiter an der Verbesserung zu arbeiten.

Wir haben alle Abschnitte durchgesehen und überall neue Empfehlungen und Hinweise eingefügt, wo diese unter Erhaltung des Rahmens möglich und sinnvoll erschienen. Wichtig war uns die Beschränkung auf allgemein anerkannte Empfehlungen in knapper und übersichtlicher Darstellung.

Oberster Grundsatz war dabei die Beschränkung auf das primär unbedingt Notwendige und die Erhaltung von Raum für persönliche Ergänzungen, um das Buch zu einem höchst persönlichen und ständigen Begleiter des Einzelnen werden zu lassen.

Ansbach, Januar 1998   Die Autoren

INHALTSVERZEICHNIS

Seite:

- Grundlagen des Rettungsdienstes — 10
- Einsatzbewertung — 11 - 12
- Der Notfallpatient — 13

I Notfalldiagnostik
- Erstuntersuchung — 14
- Erweiterte Diagnostik — 15 - 18

II Allgemeine Maßnahmen
- Grundsätze der Rettung — 19
- Indikation Notarzt; Sekundärtransport — 20
- Lagerungen — 21 - 24
- Maßnahmen bei Atemstörungen — 25 - 29
- Maßnahmen bei Herz-Kreislaufstörungen — 30 - 32
- Kardiopulmonale Reanimation — 33 - 37
- Maßnahmen bei Traumen — 38 - 39
- Narkoseeinleitung — 40
- Maßnahmen bei Vergiftungen — 41 - 43
- Gegengifte — 44 - 45
- Psychologisches Verhalten — 47 - 48

III Spezielle Notfälle
- Bewußtsein — 49 - 64
- Atmung — 65 - 72
- Herz-Kreislauf — 73 - 106
- Wasser-Elektrolyt-Haushalt — 107 - 112
- Säure-Basen-Haushalt — 113 - 116
- Chirurgie — 117 - 144
- Gynäkologie — 145 - 162
- Pädiatrie — 163 - 172
- Vergiftungen — 173 - 202
- Hitze-Kälte-Schäden — 203 - 222
- Sonstige Notfälle — 223 - 230

IV Notfallmedikamente
- Alphabetisch geordnet — 231 - 264

V Sonstiges
- Todesfeststellung — 265 - 266
- Hubschraubereinsatz — 267
- Gefährliche Güter — 268 - 269
- Großschadensereignisse — 270 - 272
- Einsatzkiste: Großunfall — 273
- Notfallkoffer — 274
- Gegengiftpaket — 275
- Fremdsprachentabellen — 276 - 277
- Literaturverzeichnis — 278
- Stichwortverzeichnis — 279 - 283
- Buchstabier-, Zahlentafel — 284
- Rufnamen — 285
- Informationszentren — 286
- Strahlenschutzzentren, Druckkammern — 287
- Funkfrequenzen — 288
- Dosierungsrichtlinien — 290 - 292
- Algorithmen — Klappseiten

GRUNDLAGEN DES RETTUNGS- UND NOTARZTDIENSTES

Vorrangige Aufgabe des Rettungsdienstes ist die Erstversorgung von Notfallpatienten vor Ort, die Erzielung der Transportfähigkeit und die sachgerechte Betreuung während der Fahrt in ein geeignetes Krankenhaus. Daneben gehört auch die Beförderung Kranker, Verletzter oder hilfsbedürftiger Personen, die keine Notfallpatienten im engeren Sinne sind, zu den Aufgaben. Gesetzliche Grundlage dieser Funktionen sind die Rettungs- und Feuerwehrgesetze der Länder. Hier ist festgelegt, in welchem Rahmen die Aufgaben an die Feuerwehren bzw. die Hilfsorganisationen delegiert werden. Für die Ausstattung der Rettungsmittel existieren Empfehlungen (KTW/RTW DIN 75080, NEF DIN 75079, RTH DIN 13230, Notfall-Arztkoffer DIN 13232/13233), die entsprechend den Fortschritten der Medizin (-technik) regelmäßig überarbeitet werden.

Die Ausbildung des Personals im Rettungsdienst gliedert sich in die Stufe des **Rettungshelfers** (260 Stunden), des **Rettungssanitäters** (sog. 520-Stunden-Ausbildung) und seit 1989 in die Stufe des **Rettungsassistenten** (zweijährige Ausbildung). Letztere besteht aus: 200 Std. allgemeiner medizinischer Ausbildung, 200 Std. allgemeiner Notfallmedizin, 170 Std. spezieller Notfallmedizin, 140 Std. Organisation und Einsatztaktik, 60 Std. Berufs-, Gesetzes- und Staatsbürgerkunde sowie 10 Std. Einführung in die Ausbildung im Krankenhaus. Diesem im ersten Jahr zu absolvierenden Pensum folgen 1200 Stunden praktischer Tätigkeit im Krankenhaus und anschließend 1600 Stunden praktischer Tätigkeit im Rettungsdienst. Die Aufgabe des Rettungsassistenten und Rettungssanitäters besteht vor allem in der Unterstützung des Notarztes bei der Durchführung ärztlicher Maßnahmen. Daneben steht die selbständige Tätigkeit ggf. in der Überbrückung der Phase bis zum Eintreffen des Arztes. Auch die Arbeit in der Leitstelle ist Bestandteil des Berufsbildes.

In den meisten Bundesländern wird für die Tätigkeit des Arztes im Rettungsdienst eine besondere Qualifikation **(Fachkunde)** benötigt, die aus der Teilnahme an entsprechenden Kursen (Theorie, Praxis) und einer Mindestzahl von Einsätzen unter Anleitung eines erfahrenen Notarztes besteht und frühestens ein Jahr nach Aufnahme einer ärztlichen Tätigkeit absolviert werden kann.

Für die notfallmedizinische Versorgung sind eine Reihe von Gesetzen und Vorschriften **erheblich.** Erwähnt sei hier nur der § 323 c des Strafgesetzbuches, der die **Verpflichtung zur Hilfeleistung** in Notfällen »soweit sie zumutbar ist« regelt und naturgemäß besondere Anforderungen an alle Mitarbeiter im Rettungs- und Notarztdienst richtet. Dabei erfüllt jeder Eingriff primär den Tatbestand der Körperverletzung und bedarf der (mutmaßlichen) **Einwilligung** des Patienten. Häufiger wird es sich bei der Behandlung vor Ort um eine »Geschäftsführung ohne Auftrag« handeln, die besonders der objektiv begründeten Rechtfertigung bedarf. Grundsätzlich unterliegen alle am Notfallort Tätigen der ärztlichen **Schweigepflicht.** Auch andere straf- und zivilrechtliche Bestimmungen sind von allen hier eingebundenen Berufsgruppen zu beachten und verlangen nicht nur vom Arzt ein »den Regeln der Kunst« entsprechendes Vorgehen und die notwendige Sorgfalt.

Verweigert ein Patient die Behandlung, ist zu entscheiden, ob dies respektiert werden muß (volle Geschäftsfähigkeit) oder ob wegen **Selbst- oder Fremdgefährdung** eine **Einweisung** in eine (psychiatrische) Klinik erfolgen muß. Während im ersten Fall die schriftliche Fixierung (mit Unterschrift, vor Zeugen) ausreicht, ist im zweiten Fall ein entsprechendes Attest (Zwangseinweisung) auszustellen und die Polizei hinzuzuziehen. Grundsätzlich ist bei allen Notfallpatienten stets auf die Wahrung der persönlichen Sphäre, z.B. gegenüber der Polizei, zu achten **(Schweigepflicht)**.

EINSATZBEWERTUNG (MODIFIZIERTES NACA-SCHEMA)

I   Verletzungen und Erkrankungen geringfügiger Art, die keiner akuten ärztlichen Therapie bedürfen. Z. B.: Prellungen, Schürfungen, Stauchungen, Verrenkungen, Orthostase, flüchtige Hypotonie.

II   Verletzungen und Erkrankungen, die zwar einer weiteren Abklärung bzw. Behandlung, aber in der Regel keines stationären Krankenhausaufenthaltes bedürfen. Z. B.: Finger-, Zehen-, Nasenbein-, einfache Rippenfrakturen, Hyperventilationstetanie, einfache Kolik, komplikationsloser Asthmaanfall.

III   Verletzungen und Erkrankungen, die in der Regel einer stationären Abklärung bzw. Behandlung bedürfen, bei denen jedoch keine akute Lebensgefahr zu erwarten ist. Z.B.: Einzelne, ggf. offene Frakturen, größere Weichteil- und/oder Nerven-Gefäßverletzungen, einfache Herzrhythmusstörungen, zerebraler Krampfanfall, akute Psychosen.

IV   Verletzungen und Erkrankungen, ohne akute Lebensgefahr, die aber eine kurzfristig sich entwickelnde Vitalbedrohung nicht ausschließen lassen. Z. B.: Schädel-Hirn-Trauma (über 15 min. bewußtlos), Brustkorb-, Bauchverletzung, Herzinfarkt, ausgeprägte Herzrhythmusstörungen, Intoxikationen (bewußtlos), Schlaganfall.

V   Verletzungen und Erkrankungen mit akuter Lebensgefahr, die ohne baldige Behandlung wahrscheinlich tödlich enden (Reanimationsbereitschaft). Z. B.: Wirbelfrakturen (mit neurologischen Ausfällen), offenes und/oder ausgeprägtes Thorax-Abdominaltrauma, Herzinfarkt mit Rhythmusstörungen, Magen-Darm-Blutung, Koma, Embolie.

VI   Verletzungen und Erkrankungen, die sofortige Wiederbelebungsmaßnahmen notwendig machen (erfolgreiche Reanimation). Z. B.: Polytraumatisierte, schwer Schockierte, Atemstillstand, Kreislaufstillstand.

VII   Verletzungen und Erkrankungen, die unmittelbar zum Tode geführt haben (erfolglose Reanimation).

MEES (MAINZ EMERGENCY EVALUATION SCORE)

Punktwert		1	2	3	4
Glasgow Coma Scale		≤ 7	8 - 11	12 - 14	15
Atemfrequenz		≤ 4 ≥ 31	5 - 7 25 - 30	8 - 11 19 - 24	12 - 18
Sauerstoffsättigung		≤ 85	86 - 90	91 - 95	96 - 100
Herzfrequenz		≤ 39 ≥ 161	40 - 49 131-160	50 - 59 101 - 130	60 - 100
Herzrhythmus		VT, Kafli Asyst	AA, pVES	SVES mVES	SR
Blutdruck	sys	< 79 > 230	80 - 99 160 - 229	100 - 119 141 - 159	120 - 140
	dia	> 120	119 - 110	109 - 95	
Schmerz		–	stark	leicht	kein

Legende:
VT   = ventrikuläre Tachykardie
Kafli = Kammerflimmern
Asyst = Asystolie
AA   = absolute Arrhythmie
pVES = polytope ventrikuläre Extrasystolen
SVES = supraventrikuläre Extrasystolen
mVES = monomorphe ventrikuläre Extrasystolen
SR   = Sinusrhythmus

Bestimmung:
Bestimmung bei der Erstuntersuchung (MEES$_1$) und bei Übergabe in der Klinik (MEES$_2$):
MEES$_1$ minus MEES$_2$ = Verlauf (Delta MEES)

Auswertung:
Delta MEES ≥ 2   = Zustand gebessert
Delta MEES ± 1   = Zustand unverändert
Delta MEES ≤ 2   = Zustand verschlechtert

NOTFALLPATIENT

Definition: Patient, bei dem eine Störung der Vitalfunktionen – *Atmung* und *Kreislauf* und/oder der mit ihnen verbundenen Funktionssysteme *Bewußtsein* und *inneres Milieu*
- droht,
- sich entwickelt oder
- bereits eingetreten ist.

Ursachen akuter Störungen der Vitalfunktionen sind
a) eingeschränkte Funktionsbedingungen, z.B. vermindertes Sauerstoffangebot, Blutvolumenverluste
b) eingeschränkte Funktionsfähigkeit, z.B. Herzinsuffizienz, gestörte Durchblutung.

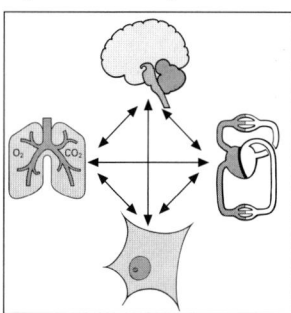

Ziel der Maßnahmen:
- Wiederherstellung bzw. Aufrechterhaltung der *Vitalfunktionen*
- Schmerzbekämpfung und Beruhigung
- Verhinderung von Komplikationen
- Erzielung der Transportfähigkeit
- kontinuierliche Überwachung, ggf. Behandlung

Rettungskette:

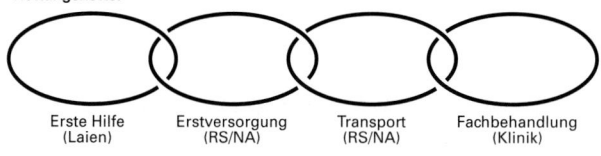

Erste Hilfe (Laien) Erstversorgung (RS/NA) Transport (RS/NA) Fachbehandlung (Klinik)

Nur wenn die Glieder der Rettungskette nahtlos ineinandergreifen, ist die optimale Hilfe für den Patienten zu gewährleisten.

ERSTUNTERSUCHUNG

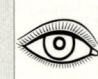 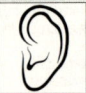 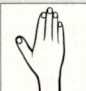 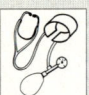

Bewußtsein: Reaktion auf Ansprache/Berührung
- normal
- Störung
- Bewußtlosigkeit

Atmung: Atembewegungen, Atemstoß, Zyanose
- normal
- Störung
- Atemstillstand

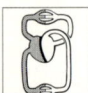

Kreislauf: Puls, Blutdruck, Schockzeichen
- normal
- Störung
- Kreislaufstillstand

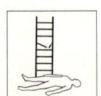

Verletzungen: Äußere, innere
- keine
- möglich
- offensichtlich

Merke: Stets Informationen über die aktuelle Medikation (Medikamenteneinnahmeplan – Medikamentenpackungen) mitnehmen.

Auf der Grundlage dieser Befunde ist die **Erstbehandlung** einzuleiten:

- ■ Rettung — s.S. 19
- ■ Lagerung — s.S. 21
- ■ Atemstörung, -stillstand — s.S. 25
- ■ Kreislaufstörung, - stillstand — s.S. 30
- ■ Verletzung — s.S. 38

Sind die Vitalfunktionen sichergestellt, erfolgt eine

ERWEITERTE DIAGNOSTIK

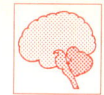

- *Vorgeschichte:* Erkrankungen, Operationen, Medikamente, Allergien, evtl. Schwangerschaft
- *unmittelbarer Verlauf:* (Haupt-)Beschwerden, Schmerzen, Angaben von Anwesenden, sonstige Umstände
- *körperliche Untersuchung:* allgemein, gezielt

Bewußtsein – Hirnfunktion:

Reaktion auf Ansprache/ Berührung

- normal
- verlangsamt
- vermindert
- fehlt

Reaktion auf Schmerzreize (dosieren)

- gezielt
- ungezielt
- Beuge-/Streckkrämpfe
- fehlt

Krämpfe

- keine
- seitenbetont
- generalisiert

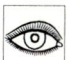

Reflexe

- normal
- seitenungleich
- gestört
- fehlen

Lähmungen

- keine
- einseitig
- beidseitig
- Para-/Hemi-/Tetraplegie

Neurologische Beurteilung umfaßt:

- Pupillenweite, -form, -motorik
- Bulbusstellung, -motorik
- Nackensteife

Glasgow-Coma-Scale S. 50

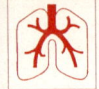

Atmung:

Atembewegungen		
• normal	–	regelmäßig
• beschleunigt	–	Gasaustauschstörung (Lunge)
• vertieft	–	Azidoseatmung (Coma diabeticum)
• invers	–	Atemwegsverlegung (»Schaukeln«)
• paradox	–	Rippenserienfraktur, instabiler Thorax
• unregelmäßig	–	zentrale Atemstörung
• abgeschwächt	–	Totraumatmung
• Schnappatmung	–	Atemstillstand

Haut-/Schleimhautaussehen		
• normal	–	rosig
• blau	–	Zyanose, O_2-Mangel, peripher/zentral
• blaß	–	Kreislaufstörung und/oder Blutverlust

Auswurf		
• normal	–	wenig, dünnflüssig, hell
• blutig	–	Thoraxtrauma, Tumor, Infektion
• schaumig, hellrot	–	Lungenödem
• zähflüssig, glasig	–	Asthma bronchiale
• dickflüssig, verfärbt	–	Infektion

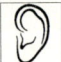

Atemstoß		
• normal	–	warme Ausatemluft aus Mund und Nase
• vermindert	–	flache Atmung
• fehlt	–	Atemwegsverlegung bzw. Atemstillstand

Atemgeräusche		
• normal	–	leises Strömungsgeräusch
• spastisch	–	gepreßt, pfeifend (z.B. Asthma)
• feines Rasseln	–	leise (z.B. Lungenödem)
• grobes Rasseln	–	Schleim, Erbrochenes in Rachen und Trachea
• schnarchend	–	Atemwegsverlegung
• ziehend-pfeifend	–	bei der Einatmung (Kehlkopfenge)
• völliges Fehlen	–	Atemstillstand

Pulsoximetrie		
• normal	–	O_2-Sättigung über 90 %

Merke: Spezielle Situation: Patient mit Tracheostoma (s.S. 25)

Herz-Kreislauf:

Haut-/Schleim-hautaussehen
- normal — rosig, warm
- blau — Zyanose
- blaß — Durchblutungsstörung
- kaltschweißig — Schock
- überwärmt — Fieber

Hautturgor
- normal — glatt, spannungslos
- Ödeme — Herzinsuffizienz, Überwässerung
- stehende Hautfalten — Flüssigkeitsmangel

Puls
- normal — regelmäßig, gut tastbar, um 70/min
- beschleunigt — Fieber, Anstrengung
- schlecht tastbar — Schock
- fehlend — peripher: Zentralisation / zentral: Kreislaufstillstand
- unregelmäßig — Schädigung des Herzens

Blutdruckmessung
- palpatorisch — orientierend
- mit Stethoskop — genau

EKG
- Frequenzbestimmung
- Rhythmusüberprüfung
- Infarktzeichen
- Differentialdiagnostik
  - Kammerflimmern ↔ Asystolie
  - Vorhof- ↔ Kammertachykardie
  - Vorhof- ↔ Kammerextrasystolie

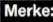

Eine korrekte Pulskontrolle muß folgende drei Fragen beantworten:

- ■ Frequenz — z.B. 70 pro min
- ■ Tastbarkeit — z.B. gut fühlbar
- ■ Rhythmus — z.B. regelmäßig

VERLETZUNGEN

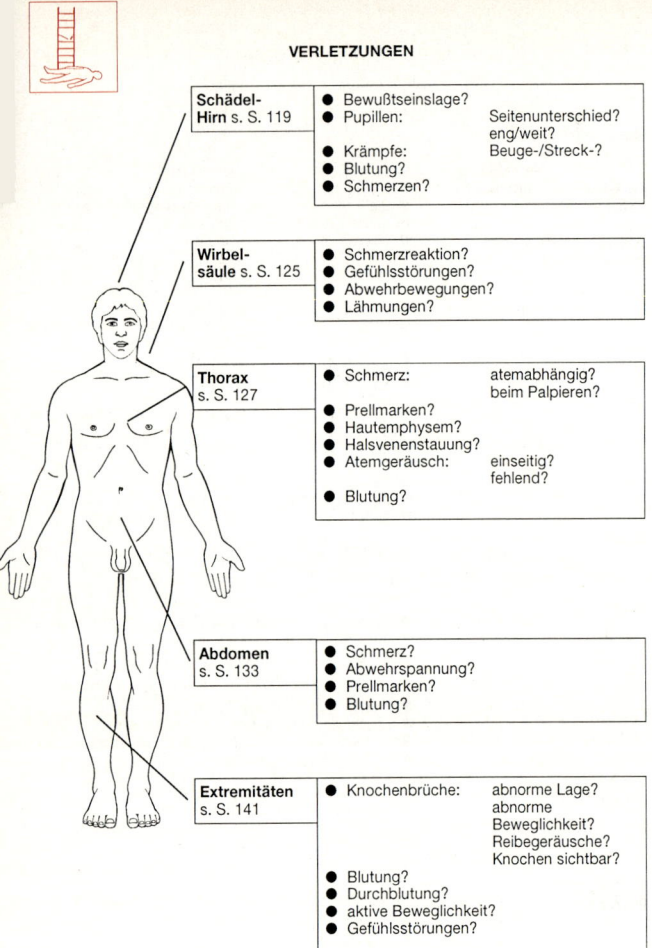

Schädel-Hirn s. S. 119
- Bewußtseinslage?
- Pupillen: Seitenunterschied? eng/weit?
- Krämpfe: Beuge-/Streck-?
- Blutung?
- Schmerzen?

Wirbelsäule s. S. 125
- Schmerzreaktion?
- Gefühlsstörungen?
- Abwehrbewegungen?
- Lähmungen?

Thorax s. S. 127
- Schmerz: atemabhängig? beim Palpieren?
- Prellmarken?
- Hautemphysem?
- Halsvenenstauung?
- Atemgeräusch: einseitig? fehlend?
- Blutung?

Abdomen s. S. 133
- Schmerz?
- Abwehrspannung?
- Prellmarken?
- Blutung?

Extremitäten s. S. 141
- Knochenbrüche: abnorme Lage? abnorme Beweglichkeit? Reibegeräusche? Knochen sichtbar?
- Blutung?
- Durchblutung?
- aktive Beweglichkeit?
- Gefühlsstörungen?

GRUNDSÄTZE DER RETTUNG

Retten: Befreien von Menschen (oder Tieren) aus Lebensgefahr, z.B. mit Rautekgriff. Vorsicht bei Halswirbelsäulenverletzung!

Bei Verkehrs-
unfällen:
- Unfallstelle absichern
- Gefahrguttransport?
- Zündung ausschalten
- Feuerlöscher bereithalten
- sofortige Schutzhelmabnahme (s.S. 22)
- exakt passende Halsmanschette anlegen
- Schaufeltrage, Vakuummatratze verwenden

Airbag (SRS):
(Fahrer/Beifahrer)
- Airbag bereits ausgelöst: übliches Vorgehen
- Airbag nicht ausgelöst: Zündung ausschalten; Vorsicht bei allen Arbeiten im Bereich von Lenksäule/Armaturenbrett; Hitze vermeiden; Wirkungsbereich des Airbag bestmöglich freihalten; Pulver nicht inhalieren

Bei gasverseuchten
Räumen:
- Eigengefährdung nicht unterschätzen
- Rauchverbot
- keine Lichtschalter betätigen (Funkenbildung)
- Feuerwehr/Atemschutz
  - Umluftabhängiger (»leichter«) Atemschutz mit Filtern bei ätzenden Chemikalien in niedriger Konzentration
  - Umluftunabhängiger (»schwerer«) Atemschutz mit Preßluft bei Blut- und Zellgiften (CO, Zyaniden) und Chemikalien in hoher Konzentration (über 0,5 %)
- Räume belüften

Bei Stromunfällen: → **STROMKREIS UNTERBRECHEN**

Niederspannungsunfall (unter 1000 Volt)
- Gerät abschalten
- Netzstecker herausziehen
- Sicherung entfernen
- isolierender Standort

} RS/RA

Hochspannungsunfälle (über 1000 Volt)
- freischalten
- vor Wiedereinschalten sichern
- Spannungsfreiheit feststellen
- erden und kurzschließen
- unter Spannung stehende Teile abschirmen

} Nur durch VDE-Fachmann (Feuerwehr)

Nachalarmierung
der Feuerwehr:
- eingeklemmte Person, schwieriger Transport
- Brandgefahr
- gasverseuchte Räume
- Einsturzgefahr
- Gefahrguttransport

Nachalarmierung
der Polizei:
- Verkehrsunfall mit Verletzten, Toten
- (Verdacht auf) kriminelles Delikt
- unklare Todesursache, unbekannte Leiche
- Gefahr im Verzuge

INDIKATION: NOTARZT

- S.a. Notfallpatient S. 13

Folgende Situationen stellen eine
- **primäre** (durch Rettungsleitstelle) bzw.
- **sekundäre** (Nachalarmierung durch RS vor Ort)

Indikation für einen **Notarztruf** dar:

- akute Bewußtseinsstörung, Bewußtlosigkeit, Glasgow-Coma-Scale unter 13
- Krampfanfall; neu aufgetretene Lähmung
- ausgeprägte Atemstörung: Atemfrequenz unter 10/min bzw. über 25/min Pulsoximetrie anhaltend unter 90% bzw. unter 93% trotz O_2-Gabe (4l/min)
- Störung der Herz-Kreislauffunktion: Pulsfrequenz unter 50/min bzw. über 130/min, Blutdruck anhaltend unter 100/70mmHg bzw. über 160/95 mm Hg mit zusätzlichen Symptomen
- Schwerverletzter oder mehrere Leichtverletzte
- eingeklemmter, verschütteter, abgestürzter Patient
- Ertrinkungsunfall
- großflächige Verbrennung, Verätzung, starke Blutung
- sonstige Situationen, in denen die Entwicklung einer akuten vitalen Gefährdung nicht ausgeschlossen werden kann

Merke:
- Respektieren Sie Ihre Grenzen.
- Gefährden Sie den Patienten nicht durch Selbstüberschätzung, sondern zeigen Sie sich stets verantwortungsbewußt.

SEKUNDÄRTRANSPORT

Indikation:
- Diagnostik, z.B. Computertomographie
- Operation, z.B. Neurochirurgie
- Intensivtherapie, z.B. Verbrennung, Dialyse

Vorbereitung:
- Abklärung der Indikation und Vorinformation des aufnehmenden Krankenhauses
- Vorbereitung des Fahrzeuges (Beatmung, Absaugung, EKG, Infusionen, Medikamente etc.)
- Information über Vorgeschichte und bisherige Behandlung
- Untersuchung des Patienten (Atmung, Herz-Kreislauf-System, spezielle Probleme, Besonderheiten)
- großzügige Indikation zur Intubation, Beatmung, Narkose
- ausreichende venöse Zugänge (Fixierung)
- medikamentöse Vorbehandlung (Sedierung, Analgesie etc.)
- ggf. Magensonde, Blasenkatheter
- Übernahme von schriftlichen Unterlagen, Dokumentation

Durchführung:
- Lagerung
- Sauerstoffgabe, ggf. Beatmung
- lückenlose Atem-, Puls-, RR- und EKG-Überwachung, Pulsoximetrie
- kontinuierliche Infusion, Medikamentengabe (Perfusor®)

LAGERUNG BEI BEWUSSTLOSIGKEIT

Voraussetzung: Ausreichende Spontanatmung

Stabile Seitenlage

Ziel: Freihalten der Atemwege
Vermeidung von Aspiration

Zusätzlich bei:

Schädel-Hirn-Trauma

- Kopf nicht abknicken, Mittelstellung, achsengerecht
- stabile Seitenlage
- Lagerung auf die *unverletzte* Seite

Ziel: Verbesserung des venösen Abflusses
Verminderung des Hirndruckes

Volumenmangelschock

- stabile Seitenlage auf Trage
- Trage 15° – Kopf tief

Ziel: Freihalten der Atemwege
Verbesserter venöser Rückfluß

Thorax-Trauma

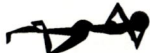

- stabile Seitenlage
- Lagerung auf die *verletzte* Seite

Ziel: Freihalten der Atemwege
Ruhigstellung, Schmerzlinderung
bessere Belüftung des unverletzten Lungenflügels

Ausnahme:

Wirbelsäulen-Trauma

- Lagerung wie vorgefunden bzw. Umlagerung mit 4 – 5 Helfern
- unter – dosiertem – Zug am Kopf, Kopf nicht überstrecken
- Freimachen der Atemwege durch vorsichtiges Anheben des Unterkiefers
- evtl. Intubation
- Halsmanschette
- Flachlagerung auf vorgeformter Vakuummatratze
- ständige Überwachung

Ziel: Vermeidung weiterer Schäden
Ruhigstellung

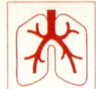

LAGERUNG BEI ATEMSTÖRUNG

Atemnot

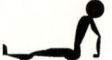

- erhöhter Oberkörper

Ziel: Erleichterung der Atmung durch Einsatz der Atemhilfsmuskulatur

Lungenödem

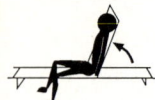

- aufrecht sitzend
- herunterhängende Beine

Ziel: Erleichterung der Atmung
Entlastung des Lungenkreislaufes

Thorax-Trauma

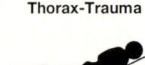

- Oberkörper erhöht
- möglichst auf verletzte Seite

Ziel: Ruhigstellung
Schmerzlinderung
Bessere Belüftung des unverletzten Lungenflügels

ABNEHMEN DES SCHUTZHELMES beim Zweiradfahrer

- grundsätzlich den Schutzhelm – vorsichtig – abnehmen
- beim *ansprechbaren* Patienten: unter dessen Mithilfe
- beim *komatösen* Patienten: durch zwei Helfer

Vorgehen:
- Helfer 1 (am Kopf des Patienten):
  - gleichmäßiger, dosierter Zug an Helm und Unterkiefer

- Helfer 2 (neben dem Patienten):
  - öffnet das Visier, ggf. Brille abnehmen
  - Kinnriemen lösen
  - bringt durch seitliches Umfassen den Kopf unter achsengerechten, dosierten Zug

- Helfer 1:
  - zieht den Helm vorsichtig ab
  - übernimmt den achsengerechten, dosierten Längszug der Halswirbelsäule

- beim Radfahrer analog

LAGERUNG BEI HERZ-KREISLAUFSTÖRUNG

Volumenmangelschock

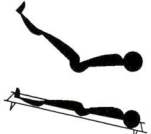

- Erhöhung der Beine
- Kopftieflagerung

Ziel: Verbesserung des venösen Rückflusses (Autotransfusion)
Ausreichende Durchblutung der lebenswichtigen Organe

Kardiogener Schock

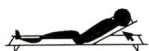

- Oberkörper erhöht

Ziel: Verminderung des venösen Rückflusses zum insuffizienten Herzen

Vena-Cava-Kompressions-Syndrom

- Linkshalbseitenlagerung

Ziel: Schwangerer Uterus kann die untere Hohlvene nicht mehr abdrücken, dadurch unbehinderter venöser Rückfluß aus der unteren Körperhälfte

Akuter peripherer Arterienverschluß

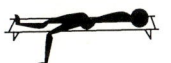

- betroffene Extremität tieflagern

Ziel: Verbesserung des arteriellen Zuflusses (über Kollateralen)

Akuter peripherer Venenverschluß

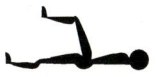

- betroffene Extremität hochlagern

Ziel: Erleichterung des venösen Abflusses (über Kollateralen)

Hypertone Krise

- Oberkörper erhöht

Ziel: Verminderung des arteriellen Zuflusses zum Gehirn

LAGERUNG BEI VERLETZUNG

Bei Bewußtlosigkeit: ● stabile Seitenlage (s.S. 21)

Bei erhaltenem Bewußtsein:

Schädel-Hirn-Trauma
- Oberkörper erhöht
- Kopf in Mittelstellung

Ziel: Herabsetzung der Hirndurchblutung
Verminderung des Hirndruckes

Wirbelsäulen-Trauma
- Lagerung wie vorgefunden
- Halsmanschette
- Umlagern mit 4 - 5 Helfern
- Benutzung der Schaufeltrage
- auf flach vorgeformter Vakuummatratze

Ziel: Ruhigstellung
Vermeidung weiterer Schäden

Thorax-Trauma
- Oberkörper erhöht
- Möglichst auf verletzte Seite

Ziel: Ruhigstellung
Schmerzlinderung
Bessere Belüftung des unverletzten Lungenflügels

Abdominal-Trauma
- Rückenlage
- angezogene Beine mit Knierolle
- Kopfpolster

Ziel: Entspannung der Bauchdecke
Schmerzlinderung

Extremitäten-Trauma
- Ruhigstellung
- Rückenlage
- Vakuummatratze
- ggf. Schocklagerung

Ziel: Blutstillung
Schmerzlinderung
Vermeidung weiterer Schäden

MASSNAHMEN BEI ATEMSTÖRUNGEN

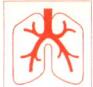

Lagerung:

- Asthma bronchiale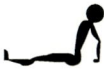

- Lungenödem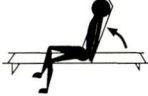

- Thorax-Trauma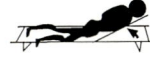

- Atemstillstand

Freimachen der Atemwege:
- Kopf überstrecken
- Ausräumen des Mund-Rachenraumes, z.B. manuell, Kornzange + Tupfer
- Fremdkörper evtl. mit Magillzange entfernen
- Schläge zwischen Schulterblätter (Kopftieflage)
- Brustkorb- und/oder Oberbauchstöße (Heimlich-Handgriff)
- Absaugen (Motorabsaugpumpe, Sauerstoffabsaugung, Hand-/Fußabsaugpumpe, Babyabsauger) (Koniotomie)

Freihalten der Atemwege:
- Stabile Seitenlage
- Rachentubus (Guedel-, Wendl-Tubus)
- Intubation

Sauerstoffzufuhr:
- Nasensonde, Nasenbrille, über Maske (mind. 4 – 6, bis zu 15 l/min)
- Beatmungsbeutel (mit Reservoir), Kreisteil (bis 100 %)

Beatmung:
- Atemspende
- Beatmungsbeutel (mit Reservoir, 15 l O_2/min)
- Kreisteil
- Notfallrespirator
- PEEP-Beatmung (max. 5 cm H_2O)

Merke:

Bei Patienten mit Tracheostoma (Kanüle)
- Entfernen von Halstuch etc.
- Ggf. Absaugen und/oder (Innen-)Kanüle entfernen
- Ggf. Beatmen: Atemspende (Mund-zu-Stoma) oder nach Intubation des Stomas mit dünnem Tubus (z.B. Ch 28)

Absaugen: Einführtiefe des Katheters bei
- Absaugen über Mund → Länge vom Ohrläppchen bis zum Mundwinkel
- Absaugen über Nase → Länge vom Ohrläppchen bis zur Nasenspitze

Vorsicht! Ohne Sog einführen.

Merke: Vor der Beatmung muß der Rachenraum freigemacht werden.
→ Aspirationsgefahr!

Beatmung: *RICHTWERTE:* Atemzugvolumen: 10 ml/kg KG

	Frequenz/min.	Atemzugvolumen
Früh- und Neugeborenes	40 – 50	20 – 35 ml
Kind 5 Jahre	20 – 25	150 – 200 ml
Kind 10 Jahre	16 – 20	300 – 400 ml
Jugendliche	14 – 16	300 – 500 ml
Erwachsene	10 – 14	500 – 1000 ml

HYPERVENTILATION: Erhöhung von Frequenz und Atemzugvolumen um 20 – 30 %

Gefahren bei Atemspende/Maskenbeatmung:
- zu hoher Beatmungsdruck
- Aufblähung des Magens
- Auslösung von Erbrechen
- Aspiration
- Zerreißung der Lunge (bei Neugeborenen)
- ungenügendes Atemvolumen

Variationen:

PEEP (max. 5 cm Wassersäule) bei	Inspiration : Exspiration (I:E)
Lungenödem Thorax-Trauma (Vorsicht) Ertrinken Aspiration O_2-Mangel CO-/Reizgasvergiftung	normal: 1:2 bei Thoraxtrauma, chronischen Lungenerkrankungen, akuter Lungenschädigung: 1:1

Merke: PEEP-Beatmung nur bei intubierten Patienten!

Vorsicht! Bei Volumenmangelzuständen (Behinderung des venösen Rückflusses durch den erhöhten Druck im Brustkorb) ist der ausreichende Volumenersatz und die Sicherstellung adäquater Kreislaufverhältnisse vorrangig.

Intubation: *Indikation:*
- Atemstillstand
- Aspirationsgefahr, z.B. bei Verletzungen des Gesichtsschädels, Schädel-Hirn-Trauma, Koma ohne Schutzreflexe
- Ateminsuffizienz mit Schwierigkeiten der Beatmung, z.B. Thoraxtrauma

Zubehör:
- Laryngoskop und Spatel ⎫
- Endotrachealtubus   ⎬ Notintubation
- Blockerspritze   ⎪
- Blockerklemme   ⎭

- Beatmungsbeutel
- Stethoskop
- Guedel-Tubus
- Fixierpflaster

evtl.
- Silikonspray
- Xylocaingel
- Führungsstab
- Magill-Zange
- Suction-Booster

Merke:
- Patient zuerst mit Sauerstoff versorgen (Maskenbeatmung), lagern (Kopfpolster) und dann in Ruhe unter den bestmöglichen Bedingungen intubieren.
- Erleichterung der Intubation durch Druck auf den Kehlkopf (Sellick-Handgriff)

Vorsicht! Bei Patienten mit Thoraxtrauma (Rippenfrakturen, Pleuraverletzung) muß unter Überdruckbeatmung mit der Entwicklung eines Spannungspneumothorax gerechnet werden.

Thoraxdrainage: *Indikation:*
Bei Spannungspneumothorax - sofort
ggf. prophylaktisch vor Hubschraubertransport (bei ausgeprägtem Thoraxtrauma)

Vorgehen:
- Hautdesinfektion
- Punktion in der vorderen Axillarlinie (4./5. Interkostalraum)
- Stumpf den Pleuraraum aufsuchen
- Drainage einlegen, fixieren
- Luftaustritt/Blutfluß beobachten

Merke: Präklinische Thoraxdrainage typischerweise nur beim intubierten und beatmeten Patienten, dessen Zustand sich trotz/unter Volumenersatz und Beatmung weiter verschlechtert.

Endotracheal-Tuben

Magill-Tuben:

RICHTWERTE:	Innendurchmesser in mm	Außendurchmesser in Ch
Frühgeborene	2,5	12
Neugeborene	3,0	14
6 Monate alt	3,5	16
12 Monate alt	4,0	18

(Klein-)Kinder: Alter + 18 = Tubusgröße in Ch

- Anhaltspunkt für die Auswahl des geeigneten Tubus bei Kindern: Durchmesser des kleinen Fingers bzw. des Nasenloches

Merke: Bis 10 Jahre → NICHT BLOCKEN!
(Gefahr der Schleimhautschädigung)

RICHTWERTE:	Innendurchmesser in mm	Außendurchmesser in Ch
Frauen	7,0	30
	7,5	32
	8,0	34
Männer	8,5	36
	9,0	38

UMRECHNUNGSFORMEL (Gummituben):

(Ch – 2) : 4 = mm-Größe bzw. (mm x 4) + 2 = Ch-Größe

Merke: Blockung des Tubus individuell durchführen. Langsam blocken, bis der erforderliche Atemdruck gehalten wird (Glucksen bei der Beatmung verschwindet).

Grundsätzlich keine (primäre) naso-tracheale Intubation unter Notfallbedingungen im Rettungsdienst (langsamer, umständlicher, schwieriger, risikoreicher).

Larynxmaske
- Alternative zur endotrachealen Intubation bei nüchternen Patienten bzw. bei Unmöglichkeit der endotrachealen Intubation
- Erwachsene: Gr. 4 bzw. 5
  Jugendliche: Gr. 3
- Material vorbereiten, Cuff mit Gel versehen
- Patienten optimal lagern, Esmarch-Handgriff, Larynxmaske kontrolliert einführen, Cuff füllen

Merke: Die Larynxmaske ist keine »praktische Alternative« für in der Intubation Ungeübte, sondern ist in der Notfallmedizin ein Notbehelf.

Mund-Rachen-Tuben:

Guedel-Tuben:

RICHTWERTE:

Frühgeborene	Größe 000
Säuglinge	Größe 00
Kleinkinder	Größe 0
Kinder	Größe 1
Jugendliche	Größe 2
Erwachsene (Frau)	Größe 3
Erwachsene (Mann)	Größe 4
Erwachsene groß	Größe 5

Vorsicht!
- Reizung der Rachenhinterwand
- Auslösung von Erbrechen
- Verlegung der Atemwege durch falsch gewählte Tubusgröße

Nasen-Rachen-Tuben:

Wendl-Tuben:

RICHTWERTE:

Kinder	Größe 20 – 24
Jugendliche	Größe 26
Erwachsene (Frau)	Größe 28
Erwachsene (Mann)	Größe 30
Erwachsene groß	Größe 32

Vorteil: Kaum Reizung im Rachen
wird vom (wachen) Patienten besser toleriert

Vorsicht!
- Verletzung der Nasenschleimhaut, Blutung

Endobronchiale Medikamentenzufuhr:
- Insbesondere für Suprarenin®, Atropin, Xylocain® im Rahmen der Reanimation, Narcanti®
- Dosis: 2- bis 3fach erhöht gegenüber i.v.-Dosierung
- Verdünnung: stets in 10 ml NaCl 0,9% oder Aq. dest.
- Mehrere tiefe Beatmungen zur Verteilung in der Lunge

MASSNAHMEN BEI HERZ-KREISLAUFSTÖRUNGEN

Lagerung:
- Volumenmangel

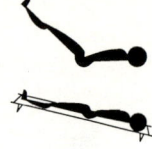

- Vena-Cava-Syndrom

- Linksherzinsuffizienz
- Kardiogener Schock

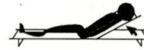

- Kreislaufstillstand

Blutstillung:
- Hochhalten der Extremität
- Abdrücken der zuführenden Arterie
- Aufpressen von sterilen Tupfern
- Druckverband
- Abbinden (nur in extremen Ausnahmesituationen)

Unblutiger Aderlaß:

Beim Lungenödem:
- an allen Extremitäten Druckmanschetten anlegen
- 3 Manschetten stauen, so daß Pulse noch tastbar bleiben
- alle 10 Minuten im Uhrzeigersinn wechseln

Punktion peripherer Venen:
- bei jedem Notfallpatienten
- zur Schonung rumpfnaher Venen möglichst herzfern
- Venen des Handrückens, ggf. des Unterarmes (oder der Ellenbeuge)
- Vena jugularis externa (Notarzt)

Zubehör:
- Venenverweilkanüle, z.B. Viggo®
- Desinfektionsspray
- Tupfer
- Venenstauer, z.B. Blutdruckmanschette
- Fixierpflaster
- Vorbereitete Infusion

Merke: Jeder Rettungsassistent muß die Punktion peripherer Venen beherrschen.

Punktion zentraler Venen:	● wenn kein peripherer Zugang möglich ist, z.B. im Volumenmangelschock

Zugangswege:	Zubehör:
● Vena subclavia ● Vena jugularis interna ● Vena jugularis externa ● Vena basilica ● ausnahmsweise Vena femoralis (jeweils auf der rechten Körperseite günstiger)	● Kava-Katheter ● 10-ml-Spritze mit NaCl 0,9 % ● Desinfektionsspray ● sterile Handschuhe ● sterile Kompressen ● Pflaster ● vorbereitete Infusion

Merke: Die Punktion zentraler Venen ist eine rein ärztliche Maßnahme! Vorsicht bei Patienten mit Herzschrittmacher (Sondenverletzung)

Intraossärer Zugang:
- Bei Säuglingen und Kleinkindern »ohne Venen«
- Punktion mit 16G-Spezialnadel
- Nach Hautdesinfektion ca. 2 cm unterhalb des Schienbeinhöckers in die innenliegende Knochenfläche
- Anwendung und Dosierung aller Medikamente wie bei intravenöser Gabe
- Druckinfusion

Infusionstherapie:
- *Elektrolytfreie Lösungen:* z.B. Glukose 5% (Trägerlösung, Wasserersatz)
- *Vollelektrolytlösungen:* z.B. Ringer-Laktat (Ersatz von Wasser und Elektrolyten, Volumenersatz)
- *Volumenersatzmittel:* z.B. HÄS 200 6% (Kolloidaler Volumenersatz)
- *Korrigierende Lösungen:* z.B. Natriumbicarbonat – $NaHCO_3$ 8,4 % (Azidose)

Tropfgeschwindigkeit:
- *Umrechnung:* Tropfen pro min x 3 = ml pro h
  z.B. 60 Trpf./min = 180 ml/h
  bzw. 450 ml/h = 150 Trpf./min

Präkordialer Faustschlag:	● nur bei beobachtetem Kreislaufstillstand (Monitor) ● innerhalb der ersten Minute ● Schlag aus 20 – 30 cm auf die Mitte des Brustbeines ● gleichzeitige Pulstastung ● nicht bei: durch Sauerstoffmangel verursachtem Kreislaufstillstand und bei Kindern ● bei Mißerfolg unverzüglich mit der Reanimation beginnen
Defibrillation:	● bei Kammerflattern/Kammerflimmern ● Elektroden mit ausreichend Gel versehen ● in der Herzachse aufsetzen, ausreichend Abstand zum Herzschrittmacher (10 cm), anpressen ● Energie bei Erwachsenen 200 – 300 – 360 Joule ● Gerät laden ● Eigen-/Fremdschutz ● Energie abgeben ● ggf. Einsatz von Suprarenin®, Xylocain®, Kalium
Kardioversion:	● bei Tachykardie mit instabilem Kreislauf ● Synchronisation einschalten ● Vorgehen ansonsten wie bei Defibrillation ● Energie bei Erwachsenen 100 - 200 - 300 - 360 Joule ● ggf. Sedierung, Analgesie, Kurznarkose
Schrittmacher:	*Externer Schrittmacher:* ● Oesophaguselektrode ● Transthorakale Stimulation (Klebeelektroden) *Interner Schrittmacher:* ● Transvenös über Katheter, welcher durch die Vena jugularis oder Vena subclavia und die obere Hohlvene in der rechten Herzkammer plaziert wird. *Typen:* ● mit konstanter Frequenz stimulierend (z.B. 72/min) ● bei Bedarf (Bradykardie) zuschaltend (Demandschrittmacher) ● Vorhof- bzw. Kammer- (gesteuerter) Schrittmacher
Vorsicht!	● Wirksamkeit der elektrischen Stimulation durch Tasten des Pulses überprüfen.
	Weitere Informationen dem Schrittmacherpaß entnehmen (mit in die Klinik bringen).
AICD:	*Automatischer interner Cardioverter/Defibrillator (AICD):* ● Implantiertes Gerät mit Doppelfunktion: Herzschrittmacher plus Kardioversion/Defibrillation (s.S. 80)

KARDIOPULMONALE REANIMATION
Ablauf

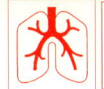 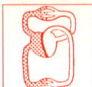

- Bewußtlosigkeit
- keine Atembewegungen
- Blauverfärbung der Haut, besonders an Lippen und Ohrläppchen sichtbar (evtl. Blässe)

Maßnahmen:
→ Lagerung auf harter Unterlage
→ Freimachen der Atemwege
→ Kontrolle Mund-Rachenraum
→ Überstrecken des Kopfes

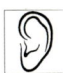

- keine Atemgeräusche
- kein Atemstoß

Diagnose: Atemstillstand

Maßnahmen:
→ 2mal langsam beatmen (ca. 5 Sekunden)
  Ausatmung nach der ersten Beatmung abwarten

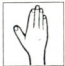

- beidseitig kein Karotispuls fühlbar (je 5 Sekunden)

Diagnose: Kreislaufstillstand

Maßnahmen:
→ Herzdruckmassage
  (Arbeitsfrequenz: 80 – 100/min)

Halbautomatische Defibrillation:

- Aufkleben der Elektroden
- Rhythmusanalyse
- Laden des Gerätes
- Impulsabgabe
- Pulsprüfung

Merke: Bei Beginn der Reanimationsmaßnahmen sollte die Uhrzeit registriert werden.

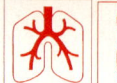

KARDIOPULMONALE REANIMATION
Maßnahmen

Lagerung:

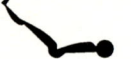

- Der Patient wird auf dem Rücken, auf harter Unterlage gelagert, zusätzlich die Beine anheben.

- **Atemstillstand** → 2 langsame Beatmungen, Ausatmung nach der ersten Beatmung abwarten (ca. 5 Sekunden)

Einhelfermethode: (15:2)

- Karotispuls fehlt
- Kreislaufstillstand → 15 Herzdruckmassagen (ca. 10 Sekunden)
- 2 Beatmungen
- 15 Herzdruckmassagen
- 2 Beatmungen
  usw.
- Wirkungskontrolle alle 1 – 2 Minuten

Zweihelfermethode: (5:1)

- Karotispuls fehlt
- **Kreislaufstillstand** →
- Erster Helfer führt die Herzdruckmassage durch
- Zweiter Helfer beatmet nach jeder 5. Kompression in einer Pause von etwa 2 Sekunden
- Wirkungskontrolle alle 1 – 2 Minuten

Wichtig: Die oben genannten Empfehlungen:
Einhelfermethode: 15 Herzdruckmassagen im Wechsel mit 2 Beatmungen und
Zweihelfermethode: 5 Herzdruckmassagen im Wechsel mit 1 Beatmung gelten ausschließlich für den nichtintubierten Patienten.

Ist der Patient endotracheal intubiert, können Beatmung (ca. 12/min) und Herzdruckmassage (80 - 100/min) unabhängig voneinander durchgeführt werden.

 Wurde bei einem Patienten im Rahmen der Erstversorgung (über längere Zeit) eine Masken-Beutel-Beatmung bzw. Atemspende durchgeführt, sollte nach Abschluß der vordringlichen Wiederbelebungsmaßnahmen eine Magensonde gelegt werden (hochgedrängtes Zwerchfell bei Magenblähung), um den Magen zu entlasten.

Druckpunkt:
- Neugeborene, Säuglinge: 1-querfingerbreit unterhalb der Verbindungslinie zwischen den Brustwarzen
- Kinder: unteres Drittel des Brustbeines
- Erwachsene: 3-querfingerbreit oberhalb der Schwertfortsatzspitze, in der Mittellinie

Herzdruckmassage:
(Erwachsene)
- Handballen aufsetzen
- Fingerspitzen abheben
- anderen Handballen auf das Grundgelenk der unteren Hand, Finger abheben
- Schulter über den Druckpunkt bringen
- Arme gestreckt halten
- Kompression (durch Gewichtsverlagerung) senkrecht auf den Druckpunkt, 4 – 5 cm komprimieren
- Druckphase + Entlastungsphase sind gleichlang (1:1)
- bei Entlastung die Handballen nicht vom Druckpunkt abheben

Merke:
Bei Neugeborenen, Säuglingen: Mit zwei Fingern (ca. 120/min)
Bei kleinen Kindern: Mit einer Hand (ca. 100/min)

Wirkungskontrolle:
- Heben des Brustkorbes bei jeder Beatmung
- tastbarer (Karotis-, Femoralis-) Puls bei jeder Druckmassage, Pulsoximetrie-Ausschläge
- Rosigwerden der Haut
- Engerwerden der Pupillen

Vorsicht!
- Rippenfrakturen
- Brustbeinfrakturen
- Pneumo- und/oder Hämatothorax
- Leber- und Milzruptur
- Herzbeuteltamponade
- Erbrechen und Aspiration

Sondersituation:
Beobachteter Kreislaufstillstand
- Patienten husten lassen, solange ansprechbar
- Präkordialer Faustschlag
  Erfolg? ggf. weitere präkordiale Faustschläge
- EKG-Monitorbild
  Kammerflimmern → Defibrillation (200 J)
  Asystolie → Adrenalin (1 mg)

Neuheit:
Active Compression-Decompression (ACD)
- AMBU-Cardio-Pump® (Thorax-Saugglocke) zur Verbesserung der Herzdruckmassage durch Erhöhung der Durchblutung des Herzens und des Gehirns während der Reanimation

Die Methode erbrachte bisher, trotz nachgewiesener Effekte, keine Verbesserung der Langzeitergebnisse von Reanimationsversuchen.

REANIMATION MIT NOTARZT UND HILFSMITTELN

Diagnose:
- Atemstillstand
- Kreislaufstillstand

Maßnahmen:

Lagerung	→	auf harter Unterlage (Beine anheben)
Freimachen, Freihalten	→	der Atemwege, Fremdkörper entfernen, Kopf überstrecken, Unterkiefer vorziehen
Beatmung	→	Beatmungsbeutel und -maske, 2 Beatmungen, 100 % Sauerstoff (15 l/min) Reservoir anschließen
Herzdruckmassage	→	nach jeder 5. Massage: 1 Beatmung (Zweihelfermethode)

Frühestmögliche EKG-Ableitung!

Kammerflimmern	→	sofortige Defibrillation
Vorbereitung	→	von Intubation und venösem Zugang
Intubation	→	durchführen, Tubus fixieren
Medikamente	→	aufziehen
venöser Zugang	→	peripher, evtl. zentral (V. jugularis externa)
Medikamente	→	endobronchial, evtl. intravenös applizieren

Merke:
- Die früher verwendeten Begriffe: weak action, Hyposystolie, elektromechanische Entkoppelung werden durch den treffenderen Ausdruck: *Pulslose elektrische Aktivität* ersetzt.
- Die Behandlung entspricht im wesentlichen dem Vorgehen bei Asystolie.

ASYSTOLIE

- **SUPRARENIN®**

  1 ml + 9 ml NaCl 0,9%
  in 10-ml-Spritze ergibt:
  0,1 mg/ml

  Dosis: 1,0 mg i.v. bzw.
  3 mg über Tubus

- **Wenn kein Erfolg:**
  Nach 3 min: 1 mg i.v, ggf.
  Dosis steigern (1 – 3 – 5 mg)

- **ATROPIN®**
  Dosis: 0,5 – 3 mg i.v.

- **NATRIUMBIKARBONAT 8,4%**
  Dosis: 0,5 – 1 ml/kg KG
  über 10 min

- **SUPRARENIN®**
  Dosis: 1 – 3 – 5 mg i.v.

PULSLOSE ELEKTRISCHE AKTIVITÄT

- **SUPRARENIN®**

  1 ml + 9 ml NaCl 0,9%
  in 10-ml-Spritze ergibt:
  0,1 mg/ml

  Dosis: 1,0 mg i.v. bzw.
  3 mg über Tubus,
  später Dosis steigern

- **Wenn kein Erfolg:**
  Nach 3 min: 1 mg i.v., ggf.
  Dosis steigern (1 – 3 – 5 mg)

- **ATROPIN®**
  Dosis: 0,5 – 3 mg i.v.

- **NATRIUMBIKARBONAT 8,4%**
  Dosis: 0,5 – 1 ml/kg KG
  über 10 min

- **URSACHE:**
  Volumenmangel? → Volumenersatz
  Pneumothorax? → Punktion
  Herzbeuteltamponade? → Punktion
  Lungenembolie → Lysetherapie

KAMMERFLIMMERN

- **DEFIBRILLATION**
  200 – 300 – 360 J

- **SUPRARENIN®**

  1 ml + 9 ml NaCl 0,9%
  in 10-ml-Spritze ergibt:
  0,1 mg/ml

  Dosis: 1 mg

- **DEFIBRILLATION**
  200 – 300 – 360 J

+
- evtl. **XYLOCAIN 2%**

+
- evtl. **NATRIUM-BIKARBONAT 8,4%**

Nach erfolgreicher Reanimation: ● Katecholamine z.B. Dopamin/Dobutrex® (10 – 20 mg/h)

MASSNAHMEN BEI
TRAUMATOLOGISCHEN NOTFÄLLEN

Unfall- Erfragen, rekonstruieren (ergibt wichtige Hinweise
mechanismus: auf mögliche Verletzungen).

Lagerung:
- Schädel-Hirn-Trauma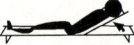

- Wirbelsäulen-Trauma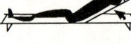

- Thorax-Trauma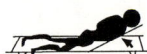

- Abdominal-Trauma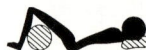

- Extremitäten-Trauma

Blutstillung:
- starke Blutungen sofort stillen
  Blutstillung vor Volumenersatz

Sicherung der
Atemfunktion:
- s. Maßnahmen bei Atemstörungen S. 25

Sicherung der
Herz-Kreislauf-
funktion:
- s. Maßnahmen bei Herz-Kreislaufstörungen S. 30

Ruhigstellung
von Frakturen:
- Kontrolle der peripheren Pulse an der verletzten Extremität
- Kontrolle auf Gefühlstörungen (Nervenverletzung) an der betroffenen Extremität
- Kontrolle der aktiven Beweglichkeit
- Vorsichtiges Umlagern, HWS-Stützmanschette, Schaufeltrage
- Unter Längszug (achsengerecht) lagern
- Reposition bei grober Fehlstellung zur Weichteilentlastung, Verhinderung weiterer Schäden, Schmerzlinderung
- Auf Anweisung des Notarztes sollten: Handgelenk, Ellbogen, Knöchel, evtl. Schulter reponiert werden. Nicht dagegen: Knie und Hüfte.

Merke: Patient muß nüchtern bleiben (Eß-, Trink- und Rauchverbot).

Möglichkeiten der Ruhigstellung:	● Schädelfraktur	→	Lagerung
	● Schlüsselbein-, ● Schultergürtel-, ● Oberarmfraktur	→	Dreiecktücher (3) Vakuummatratze
	● Unterarmfraktur	→	Luftkammerschiene (Kammerschiene) Dreiecktücher (2)
	● Rippenfraktur	→	Lagerung, Schaufeltrage
	● Beckenfraktur	→	Lagerung, Schaufeltrage Vakuummatratze
	● Wirbelfraktur	→	Lagerung, HWS-Stützmanschette, Vakuummatratze, Schaufeltrage
	● Oberschenkelfraktur	→	Vakuummatratze
	● Unterschenkelfraktur	→	Luftkammerschiene Vakuummatratze

Ziel:
- Verminderung des Blutverlustes
- Schmerzstillung
- Vermeidung weiterer Schäden

Wärmeerhaltung:
- Fahrzeug aufheizen, Türen geschlossen halten, Patient abtrocknen, Decken

Merke:
- Stets die beiden der Fraktur benachbarten Gelenke mit ruhigstellen.
- Keine Luftkammerschienen bei offenen Frakturen, da zur Beurteilung des Blutverlustes schwierig
- Vakuummatratze, Schaufeltrage

Amputationsverletzung:
- Blutstillung → Hochlagerung des Amputationsstumpfes; Druckverband; manuelle Kompression; ausnahmsweise: Abbindung
- Amputatversorgung → Einwickeln in trockenen, sterilen Verbandsmull; Replantatbeutel benutzen, Außenhülle mit Eiswasser füllen.

Merke:
Amputat nicht direkt mit Eiswasser oder Kühlakkus in Kontakt kommen lassen (Erfrierungsschäden).

NARKOSEEINLEITUNG

- S.a. Intubation S. 27
- Bei bewußtseinsklaren, z.B. polytraumatisierten oder eingeklemmten Patienten
  (- rein ärztliche Maßnahme -)

Medikamente:

Verfahren A	Verfahren B
● Atropin ● *Ketanest*® ● Pantolax® ● Valium® oder Dormicum U5®	● Atropin ● Morphin/Fentanyl ● *Trapanal*®/*Hypnomidate*® ● Pantolax®

Vorgehen: (grob schematisch, bei Erwachsenen)
- sicherer venöser Zugang, Infusion
- soweit möglich Oberkörperhochlagerung (Aspirationsschutz)
- Sauerstoffinhalation
- bei Pulsfrequenz unter 60/min → Atropin (0,5 – 1,0 mg)

- Ketanest (1 – 2 mg/kg KG), z.B. 100 mg = 10 ml

  oder

  Morphin (5 – 10 mg) oder Fentanyl (0,05 – 0,2 mg),
  Trapanal® (3 – 5 mg/kg KG), z.B. 250 mg = 10 ml
  oder Hypnomidate® (0,15 – 0,25 mg/kg KG),
  z.B. 12 – 16 – 20 mg = 6 – 8 – 10 ml

- nach Einschlafen, zur Muskelrelaxierung
  Pantolax® (1 – 2 mg/kg KG), z.B. 100 mg = 5 ml
- Intubation und Beatmung (100 % O_2)
- bei Ketanest®: Nachinjektion (Hälfte der Dosis) nach
  jeweils 5 – 10 min notwendig, evtl. zusätzlich Valium®
  (5 – 20 mg) bzw. Dormicum® (2 – 5 mg)

Merke:
- Ketanest®-Valium®/Dormicum®-Narkose besonders günstig im Schock (keine Kreislaufdepression, Analgesie) und bei Patienten mit Asthma bronchiale (keine Atemwegsengstellung).
- Trapanal®-Norcuron®-Morphin/Fentanyl-Narkose besonders günstig bei Patienten mit Schädel-Hirn-Trauma (gut steuerbar, Hirndrucksenkung).
- Der Einsatz von Muskelrelaxanzien setzt die sichere Beherrschung der Intubationstechnik auch unter schwierigen Bedingungen voraus und bleibt typischerweise bestimmten hierin erfahrenen Ärzten vorbehalten.

ALLGEMEINE MASSNAHMEN
BEI VERGIFTUNGEN

Rettung: s.S. 19

Lagerung: s.S. 21

Sicherstellung der Atmung: s.S. 25

Sicherstellung der Herz-Kreislauffunktion: s.S. 30

Unterbrechung der Giftaufnahme:	● *bei Inhalation* (z.B. Silounfall, Brand)	*Rettung* aus dem verseuchten Raum (evtl. unter Atemschutz – Feuerwehr) *Entzündungshemmung* in den Atemwegen (z.B. Auxiloson®-Spray, 2 Hübe alle 10 min) ggf. Intubation und Beatmung
Vorsicht!	Eigensicherung beachten	
	● *bei Aufnahme über Magen-Darm-Trakt* (z.B. Tabletten, Pflanzenschutzmittel, Alkohol)	*provoziertes Erbrechen* durch Sirup Ipecachuanhae (1 ml/kg KG), reichlich nachtrinken lassen (3 – 5 ml/kg KG)

Vorsicht!
- *kein* Erbrechen auslösen bei:
  – Bewußtseinsstörung, Bewußtlosigkeit
  – Schaumbildnern s.S. 197
  – Säuren- oder Laugenverätzung, s.S. 199
  – fettlöslichen Substanzen s.S. 195

- *fettlösliche Substanzen:*
  – Hemmung der Giftaufnahme durch *Bindung im Darm* an Paraffinoel
  – Kinder bis 150 ml
  – Erwachsene bis 250 ml oral

- *wasserlösliche Substanzen:*
  – Hemmung der Giftaufnahme durch *Bindung im Darm* an medizinische Kohle (Kohle Pulvis® – 10 – 20 g),
  – provozierte Durchfälle (Sorbitlösung 40 %, z.B. Tutofusin S40®), bei Erwachsenen 125 ml über Magensonde bzw. Glaubersalz (0,5 g/kg KG) in 50 – 200 ml Wasser gelöst.

Magenspülung:
Bei Bewußtseinsstörung bzw. Bewußtlosigkeit
→ Magenspülung nur nach Intubation

- *Instrumente:*
  - Magenschlauch
  - Trichter
  - Klemme
  - 20 l lauwarmes Wasser, möglichst mit Roticlean®-Zusatz (1,5 ml/kg KG)
  - Auffangeimer
  - Geräte zur Intubation und Beatmung
  - Medikamente (Atropin, evtl. Valium®)

- *Vorgehen:*
  1. Sicherer venöser Zugang, Infusion z.B. Ringer-Laktat
  2. Atropin (z.B. 0,5 mg)
  3. Bei Bewußtlosigkeit Intubation, evtl. Sedierung
  4. Einführen des Magenschlauches in Links-Seitenlage
  5. Beißschutz
  6. Überprüfen der richtigen Lage (Stethoskop)
  7. Spülen mit mind. 20 l (jeweils 500 – 800 ml)
  8. Erste Spülflüssigkeit sicherstellen (Giftnachweis)
  9. Medizinische Kohle (Kohle Pulvis® 10 – 20 g)
  10. Glaubersalz (0,5 g/kg KG)
  11. Magenschlauch abklemmen und herausziehen

Merke:

- Bei Intoxikationen in jedem Fall individuell entscheiden, ob bereits am Notfallort oder erst nach Ankunft im Krankenhaus eine Magenspülung durchgeführt wird!
- Zu empfehlen ist eine möglichst frühzeitige Magenspülung bei Vergiftungen mit Pflanzenschutzmitteln und Unkrautvernichtern.
- Keine Magenspülung – keine Magensonde bei Säuren-Laugen-Verätzungen (Perforationsgefahr).
- Einführtiefe des Magenschlauches: etwa Abstand Nasenwurzel – Bauchnabel.
- Bundeseinheitlicher Notruf der Vergiftungszentralen (z.Z. im Aufbau): Ortsvorwahl - 1 92 40

Hemmung der Gifteinwirkung:	● *Säuren-Laugen-Verätzung*	*Verdünnung* mit Wasser: a) Übergießen bei oberflächlichen Hautschädigungen b) Trinkenlassen bei oraler Aufnahme

Merke: Unabhängig, ob es sich um eine Schädigung durch Säuren oder Laugen handelt, sollte stets nur reichlich frisches Wasser verwandt und nicht der Versuch einer Neutralisation unternommen werden.

	● *Schaumbildner* (z.B. Spül- und Waschmittel)	*Entschäumer* z.B. sab simplex®: Kinder: 10 – 20 ml Erwachsene: bis 70 ml
Beschleunigte Giftausscheidung:	● *Medikamente*	Steigerung der *Nierenfunktion* durch a) ausreichende Volumenzufuhr (Ringer-Laktat) b) Lasix® (20 – 60 mg) c) Dopamin (in niedriger Dosierung)
	● *Ergänzende Maßnahmen*	Beruhigung Sauerstoffgabe Wärmeerhaltung

Merke: Vor Transportbeginn unbedingt versuchen, die Art des Giftstoffes zu klären. Tablettenröhrchen, Trinkgefäße und evtl. Erbrochenes zur weiteren Abklärung mitnehmen. Informationen über spezielle Vergiftungen:
Feuerwehr bzw. Vergiftungszentrale (s.S. 286)!

Feststellung giftiger Gase: Gasspürgerät (Dräger) mit entsprechenden Prüfröhrchen wird bei der Feuerwehr vorgehalten
Identifikation und Konzentrationsmessungen, z.B. von CO, CO_2, Kohlenwasserstoffverbindungen, Blausäure, Chlor, Nitrosegase, Zyanid.

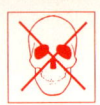

GEGENGIFTE - ANTIDOTA

Substanz, Wirkung	Indikation
Anticholium® (Physostigminsalicylat) 5-ml-Ampulle = 2 mg Zentraler Antagonist	*Atropin*-Vergiftung, Tollkirschen, Antidepressiva, Beruhigungsmittel
Atropinsulfat 10-ml-Ampulle = 100 mg Hemmung der Acetylcholinwirkung am Parasympathikus	*Acetylcholinesterase-Hemmstoff*-Vergiftung Alkylphosphate-Pflanzenschutzmittel, z.B. *E 605®*
Narcanti® (Naloxon) 1-ml-Ampulle = 0,4 mg Opiat-Antagonist	*Opiat*-Vergiftung, z.B. Heroin, Morphium
Natriumthiosulfat 10-ml-Ampulle = 1000 mg Wiederingangsetzung der inneren Atmung	*Zyanid*-Vergiftung, z.B. Blausäure, Schwefelwasserstoff evtl. erst nach 4-DMAP (bei schwerer Intoxikation)
4-DMAP (Dimethylaminophenol) 10-ml-Ampulle = 250 mg Wiederingangsetzung der inneren Atmung	bei schwerer Intoxikation (Bewußtlosigkeit) mit *Cyaniden*, z.B. Blausäure, Schwefelwasserstoff
Toluidinblau 10-ml-Ampulle = 300 mg Komplexbildung	Vergiftung mit *Methämoglobinbildnern*, z.B. Nitrate, Nitrite, Anilin

Merke: Die evtl. mögliche Antidotbehandlung von Schwermetallvergiftungen (z.B. bei Arsen → BAL, bei Blei → Ca-EDTA) hat für die außerklinische Notfallmedizin keine Bedeutung.

VERGIFTUNGEN – HILFSSUBSTANZEN

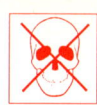

Substanz, Wirkung	Indikation	Dosierung
Roticlean® 100-ml-Flasche Polyäthylenglykol Giftentfernung	Giftentfernung (fettlösliche Stoffe) von Haut und Schleimhaut, z.B. Magen, Auge	Der Magenspülflüssigkeit ca. 1,5 ml/kg KG zufügen, am Auge unverdünnt anwenden
Isogut® 100-ml-Beutel Augenspülflüssigkeit	Augenspülung, z.B. bei Säuren-Laugen-Verätzung	Ausgiebige Spülung mit unverdünnter Lösung
Glaubersalz Natriumsulfat 50-g-Beutel	Auslösung von Durchfällen	0,5 g/kg KG in Wasser gelöst, Erwachsene z.B. 30 g in 100 ml Wasser
Ipecacuanha Sirup 30-ml-Flasche Auslösung von zentralem Erbrechen	Vergiftung über Magen-Darm-Trakt. Nicht bei Bewußtlosigkeit	ca. 1 ml/kg KG Viel nachtrinken lassen
Auxiloson-Aerosol® 0,25 mg je Hub Lokale Entzündungshemmung	*Reizgasinhalation* Säuren-Laugen-Schäden in Mund und Rachen	0,01 mg/kg KG alle 10 min (z.B. Erwachsener: 5 Hübe), evtl. zusätzlich Steroide i.v. (z.B. Solu-Decortin H (250 mg)
sab simplex® 30-ml-Flasche Entschäumer	Vergiftung mit *schaumbildenden Substanzen*, z.B. Waschmittel	Kinder: 10 – 20 ml Erwachsene: 70 ml Nicht bei Bewußtlosigkeit
Paraffinoel 250-ml-Flasche Giftbindung im Darm	Vergiftung mit *fettlöslichen Stoffen*, z.B. Kohlenwasserstoffe, Benzin	3 ml/kg KG (z.B. Erwachsener: 200 ml), evtl. über Magenschlauch
Kohle-Pulvis® 10-g-Becher Medizinische Kohle	Vergiftung mit *wasserlöslichen Stoffen*, z.B. Tabletten	250 – 500 mg/kg KG (z.B. Erwachsener: 10 – 20 g) in 80 – 160 ml Wasser, evtl. über Magenschlauch

GIFTBISSE – GIFTSTICHE
Schlangen, Spinnen, Skorpione, Fluginsekten etc.

- Neben der örtlichen Schädigung kann es, je nach Gifttyp, zu Störungen der Nervenfunktion (Lähmungen), Zerfall der (roten) Blutkörperchen und/oder Gerinnungsstörungen kommen. Jedoch besteht nur in Ausnahmefällen unmittelbare Lebensgefahr.

Angaben:
- *Ereignis, Schmerzen,* Sehstörungen, Übelkeit, Kribbeln im Mundbereich und den Extremitäten

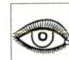
- *Schwellung*
- *Bluterguß*
- evtl. Muskelzucken

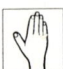
- evtl. Muskelschwäche

- evtl. Blutdruckabfall

Maßnahmen RS/RA:
- Beruhigung
- Lagerung:
- Freimachen – Freihalten der Atemwege
- Sauerstoffgabe, ggf. Beatmung
- Ruhigstellung der betroffenen Körperregion (in Herzhöhe)
- evtl. venöse Stauung anlegen
- Wärmeerhaltung
- ständige Atem-, Puls-, RR- und EKG-Überwachung, Pulsoximetrie
- venöser Zugang – Ringer-Laktat-Infusion

NA:
- körperliche und neurologische Untersuchung
- Medikamente:
  - ▲ ggf. Volumenersatz ___ z.B. HÄS 200 6% (500 – 1000 ml)
  - ▲ Schmerzbekämpfung _ z.B. Morphin (5 – 10 mg)
  - ▲ Sedierung _____ z.B. Valium® (5 – 10 mg)
  - ▲ Entzündungshemmung _____ z.B. Solu-Decortin H® (250 mg)
  - ▲ (Schlangengift-Immunserum) _____ z.B. Behring Europa-Serum (20 – 60 ml)

Merke: Spezielle Informationen und Schlangengiftsera:
Behringwerke, Frankfurt/Main, Tel. (0 69) 3 05 56 00.

ANREGUNGEN ZUM BESSEREN UMGANG MIT PATIENTEN

- *Bereiten* Sie sich auf häufige und spezielle Notfallsituationen *vor*.
- *Nutzen* Sie die Zeit während der Anfahrt zum Notfallort zur Vorbereitung.
- Ihr *Auftreten* soll *ruhig, höflich* und *gezielt* sein.
- *Sprechen Sie den Patienten mit* seinem *»Namen«* und per *»Sie«* an.
- Stellen Sie sich dem Patienten vor.
- *Erkundigen* Sie sich *ruhig* und *sachlich* über die Beschwerden des Patienten.
- *Unter- und übertreiben Sie nie* bei der Beantwortung von Fragen des Patienten.
- Äußern Sie *keine vagen Vermutungen* über Diagnose und weitere Therapie.
- Versuchen Sie, ein *Vertrauensverhältnis* aufzubauen.
- Versuchen Sie, dem Patienten seine Situation durch *mitfühlendes Erklären* zu erleichtern. *Versetzen Sie sich in seine Lage,* dann werden Sie die richtigen Worte finden.
- *Belasten* Sie den Patienten *nicht mit* Ihrem *Mitleid*, sondern verwandeln Sie es in engagiertes Helfen.
- *Respektieren* Sie das *Selbstbestimmungsrecht* des Patienten, überzeugen Sie ihn durch Aufklärung von der Notwendigkeit Ihrer Maßnahmen.
- Versuchen Sie, *psychische Problempatienten* durch *überzeugendes Erklären* zum Mitarbeiten zu bewegen.
- Lassen Sie sich *nicht durch Aggressionen und Beleidigungen* zu unüberlegten Äußerungen oder Taten hinreißen.
  Reden und handeln Sie ruhig und sachlich weiter.
- *Schreien Sie niemals.*
- Versuchen Sie, *störende Einflüsse auszuschalten* (z.B. die aufgeregte Ehefrau um das Verlassen des Raumes bitten).
- Verteilen Sie an *störende Personen* (Schein-) *Aufträge* (z.B. Medikamente holen, Personalien aufschreiben, Unfallstelle absichern, Gepäck vorbereiten usw.).
- *Vermeiden Sie Diskussionen* zwischen den Helfern.
- *Beschränken* Sie *Anweisungen* auf das Nötigste.
- *Vergessen* Sie *den Patienten* und seine Situation *nie,* auch wenn Sie von seinen Symptomen oder von Ihrem Tun fasziniert sind.
- Verschaffen Sie sich zunächst einen *Gesamtüberblick*, damit Sie dann sachgerecht die Einzelprobleme angehen können.
- Wenden Sie nur Methoden und Techniken an, die Sie sicher *beherrschen*.

- Der *Patient hat Angst. Erklären* Sie Ihre Maßnahmen und das Ziel, das Sie damit erreichen wollen (z.B. Verband, Lagerung, Infusion usw.).

- *Überdenken* Sie genau, ob zur Einweisung in eine Psychiatrische Klinik *Zwang* benötigt wird.

- *Sagen* Sie dem Patienten (und seinen Angehörigen), in *welches Krankenhaus* (Abteilung) der Transport führt (Telefonnummer angeben).

- *Dokumentieren* Sie alle Ihre Befunde und Maßnahmen (leserlich).

- Bedenken Sie stets daß Sie nicht Alles wissen und können, sondern alles nur *bestmöglich* machen können

Merke: Bei der Versorgung von (bewußtlosen) Patienten unnötige Äußerungen vermeiden, da diese auch bei anscheinend tiefer Bewußtlosigkeit wahrgenommen werden können.

DIFFERENTIALDIAGNOSEN: AKUTE BEWUSSTSEINSTRÜBUNG

Verlauf	Ursache
plötzlicher Beginn, nach Kopfschmerz	intrakranielle Blutung Subarachnoidalblutung
plötzlicher Beginn, nach Krampfanfall	Epilepsie, extrakranielle Ursachen
allmählicher Beginn (Stunden), nach Kopfschmerz	intrazerebrale Blutung, Meningo - Enzephalitis
allmählicher Beginn, nach Erregung	Intoxikation, Hypoglykämie
allmählicher Beginn (Tage), nach Kopfschmerz	Hirntumor, Subduralhämatom metabolische Ursache

NOTFÄLLE – BEWUSSTSEIN

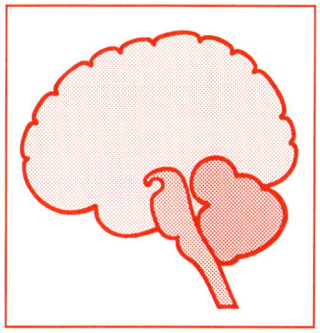

- Akute Bewußtseinsstörung   Seite   50
- Unklare Bewußtlosigkeit   Seite   51
- Schlaganfall   Seite   53
- Hypoglykämischer Schock   Seite   55
- Differentialdiagnose   Seite   57
- Koma diabetikum   Seite   59
- Epileptischer Anfall   Seite   61
- Akuter Erregungszustand   Seite   63

Siehe auch:
- Erstuntersuchung   Seite   14
- Allgemeine Maßnahmen   Seite   21
- Vasovagale Synkope   Seite   97
- Schädel-Hirn-Trauma   Seite   119
- Blutung in das Schädelinnere   Seite   121
- Vergiftungen   Seiten   41 und 173

AKUTE BEWUSSTSEINSSTÖRUNG

Zunächst folgende **Ursachen** ausschließen:

- Atemstörungen s.S. 65
- Herz-Kreislaufstörungen s.S. 73
- Schädel-Hirn-Trauma s.S. 119
- Blutung in das Schädelinnere s.S. 121

Weitere **häufige Ursachen:**

- Vergiftungen (z.B. Sedativa, Hypnotika, Alkohol, Opiate) s.S. 173
- Stoffwechselstörungen (z.B. Zuckerentgleisungen) s.S. 55
- zentrale Störungen (z.B. Apoplexie) s.S. 53

Merke: Die selten vorkommenden Notfälle durch Störungen im Hormonhaushalt (Schilddrüse, Nebenschilddrüse, Nebenniere usw.) durch (teilweisen) Ausfall der Funktionen der Leber und Niere sowie durch Infektionskrankheiten werden außerhalb des Krankenhauses nicht spezifisch behandelt.

SCHEMA ZUR BEURTEILUNG EINER BEWUSSTLOSIGKEIT
GLASGOW-COMA-SCALE (GCS)

Augen öffnen:
- spontan — 4 Punkte
- auf Ansprache — 3 Punkte
- auf Schmerzreiz — 2 Punkte
- überhaupt nicht — 1 Punkt

Worte:
- spricht orientiert } — 5 Punkte
- Kinder: verständlich
- verwirrt — 4 Punkte
- einzelne Worte — 3 Punkte
- unverständliche Laute } — 2 Punkte
- Kinder: nur Schreien
- keine — 1 Punkt

Bewegungen:
- befolgt Anweisungen — 6 Punkte
- gezielte Schmerzreaktion — 5 Punkte
- ungezielte Schmerzreaktion — 4 Punkte
- Beugemechanismus — 3 Punkte
- Streckmechanismen — 2 Punkte
- keine — 1 Punkt

Beurteilung: Summe der erreichten Punkte

Merke:
GCS < 13 Notarztalarmierung
GCS < 9 Beatmung, Intubation

UNKLARE BEWUSSTLOSIGKEIT

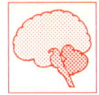

- S.a. Erstuntersuchung S. 14
- Schema zur Beurteilung der Bewußtseinslage S. 118

Angaben:
- Vorgeschichte, Fremdangaben, Entwicklung

- evtl. Krämpfe
- Pupillenstörungen (evtl. einseitig)
- Zyanose, Blässe
- abnormer Atemtyp (z.B. Kußmaul-, Cheyne-Stokes-, Biotsche Atmung)
- evtl. Einstiche (Heroin)

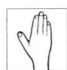
- Puls evtl. tachykard, bradykard, arrhythmisch
- evtl. Lähmungen
- evtl. Nackensteifigkeit
- evtl. stehende Hautfalten (Flüssigkeitsmangel)

- Geruch (z.B. Azeton, Urin, Gifte)

- Sauerstoffsättigung vermindert
- Blutdruckabfall
- Blutzuckerteststreifen (Hypo-/Hyperglykämie)
- Temperatur (Hypo-/Hyperthermie)

Maßnahmen RS/RA:
- Lagerung:

- Freimachen – Freihalten der Atemwege
- Sauerstoffgabe, ggf. Beatmung
- Wärmeerhaltung
- ständige Atem-, Puls- und RR-Überwachung, Pulsoximetrie
- venöser Zugang – Ringer-Laktat-Infusion

NA:
- körperliche und neurologische Untersuchung
- großzügige Indikation zur Intubation und Beatmung
- Medikamente:
  ▲ ggf. Zuckergabe _____ z.B. Glukose 50 % (20 – 50 ml)

Merke:
- Bei allen unklaren Bewußtlosigkeiten gezielt nach Tablettenröhrchen, Spritzen etc. suchen.
- Grundsätzlich bei jedem Bewußtlosen eine Blutzuckerbestimmung (Teststreifen) durchführen.

LEITSYMPTOM: BEWUSSTLOSIGKEIT

- **Basistherapie:** Freie Atemwege, O_2-Gabe, i.v.-Zugang
- **Kontinuierliches Monitoring:** Puls, RR, Neurostatus

Atem-Kreislaufstillstand?	Ja	CPR
Ateminsuffizienz? Schutzreflexe fehlen?	Ja	Intubation, Beatmung
Kreislaufinsuffizienz?	Ja	Algorithmus: Schock
Hypoglykämie?	Ja	Glukose 50% 1 ml/kg KG i.v.
Opiod-Intoxikation?	Ja	Naloxon (0,1-mg-weise i.v.)
Krampfanfall?	Ja	Diazepam (bis 0,5 mg/kg KG i.v.)
Schädel-Hirn-Trauma?	Ja	Algorithmus: Verletzung
Hypo-/Hyperthermie?	Ja	Normalisierung der Körpertemperatur
Plötzlicher Beginn?	Ja	Subtentorielle Blutung; Intoxikation?
Allmählicher Beginn?	Ja	Supratentorielle Blutung; Metabolische Störung; Intoxikation?

SCHLAGANFALL – APOPLEKTISCHER INSULT

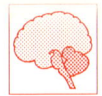

- Durch Thrombose, Embolie oder Blutung bedingte Störung der Durchblutung umschriebener Gehirnbezirke.

Angaben:
- *plötzlich* auftretende, einseitige Bewegungsstörungen, Lähmungen, evtl. Hypertonie bekannt, evtl. Kopfschmerzen, Übelkeit

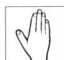
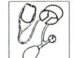

- evtl. Bewußtseinsstörung bis Bewußtlosigkeit
- Hängen der Mundwinkel
- *Bewegungsunfähigkeit einer Körperseite* (Hemiparese)
- Patient »blickt« seinen Herd an
- Sprachstörungen, Schluckstörungen
- evtl. Pupillendifferenz, Krämpfe

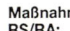

- Puls bradykard, evtl. arrhythmisch
- Händedruckprobe – einseitig vermindert/aufgehoben
- evtl. Nackensteifigkeit

- Blutdruck: hyperton oder hypoton

Maßnahmen RS/RA:
- Beruhigung
- Lagerung:

  Hypertonie:

  Hypotonie:

  Bewußtlosigkeit:

- Freimachen – Freihalten der Atemwege
- Sauerstoffgabe, ggf. Beatmung
- Wärmeerhaltung
- ständige Atem-, Puls- und RR-Überwachung, Pulsoximetrie
- venöser Zugang – Ringer-Laktat-Infusion

NA:
- körperliche und neurologische Untersuchung
- evtl. Intubation + Beatmung, Hyperventilation
- Medikamente
  - ▲ Sedierung _____ z.B. Valium® (5 – 10 mg)
  - ▲ Blutdrucksenkung z.B. Adalat® (1 – 2 Kapseln)
    (vorsichtig) _____ z.B. Ebrantil® (10 – 50 mg)
  - ▲ Blutdrucksteigerung ___ z.B. Akrinor® (0,5 – 1 ml)

Merke:
- ■ Bei Lähmungen: → Lagerung und venöser Zugang immer auf nicht betroffener Körperseite.
- ■ Einen Krankheitszustand, der einem Schlaganfall gleicht, sich aber innerhalb kurzer Zeit (völlig) zurückbildet, bezeichnet man als transistorisch ischämische Attacke (TIA), Ursache ist eine vorübergehende Durchblutungsstörung einzelner Gehirnabschnitte.
  Die Maßnahmen entsprechen denen beim Schlaganfall.

HYPOGLYKÄMISCHER »SCHOCK«

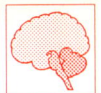

- S.a. Krampfanfall S. 61, 169
- Plötzlich auftretende Bewußtlosigkeit, meist bei (insulinpflichtigem) Diabetes oder Alkoholismus, Hypothermie.

Angaben:
- Hungergefühl, Bauchschmerzen, Kopfschmerzen
  Schwächegefühl

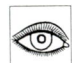
- Unruhe, Verwirrtheit
- Bewußtseinsstörung bis Bewußtlosigkeit
- Zittern
- evtl. Krämpfe
- evtl. Pupillendifferenz

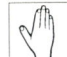
- Puls tachykard
- Schwitzen
- Schnelle Atmung

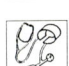
- Blutdruck normal bis erhöht
- *Blutzuckerteststreifen:* Werte unter 45 mg/dl

Maßnahmen RS/RA:
- Beruhigung
- Lagerung:

- Freimachen – Freihalten der Atemwege
- Sauerstoffgabe, ggf. Beatmung
- wenn ansprechbar: orale Zuckerzufuhr (z.B. 50 g)
- Wärmeerhaltung
- Ständige Atem-, Puls- und RR-Überwachung, Pulsoxymetrie
- Venöser Zugang – Glukoseinfusion
  (z.B. 5 Ampullen Glukose 50 % in 500 ml Ringer-Laktat)

NA:
- körperliche und neurologische Untersuchung
- Medikamente
  ▲ Zuckerzufuhr _____ Glukose 50 % (30 – 80 ml)
  unter laufender Infusion,
  evtl. wiederholen

Merke:
- Wegen der Gefahr von Hirnschädigungen durch längerdauernde Hypoglykämien ist frühestmöglich Glukose zuzuführen.
- In jedem Fall anschließende klinische Abklärung.
- 10 g Glukose (= 20 ml Glukose 50 %) steigern den Serumblutzucker rein rechnerisch um 100 mg/dl, der aber wieder schnell abfallen kann.

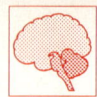

DIFFERENTIALDIAGNOSE: DIABETES-NOTFÄLLE

Hyperosmolares Koma				Ketoazidotisches Koma
ältere Patienten	←	**Alter**	→	jüngere Patienten
Wasser-Elektrolyt-Mangel	←	**Ursache**	→	absoluter Insulinmangel
Glukosurie	←	**Störung**	→	Ketonkörperproduktion
keine oder geringe Azidose	←	**Stoffwechsel**	→	ausgeprägte Azidose
600 – 1200 mg/dl	←	**Blutzucker**	→	400 – 700 mg/dl
ca. 30 %	←	**Letalität**	→	5 – 15 %

Die Unterscheidung: ketoazidotisches und hyperosmolares Koma ist vor allem für das weitere Vorgehen im Krankenhaus von Bedeutung. Primär steht die Beseitigung des Volumenmangels im Vordergrund.

Hypoglykämischer Schock		**Koma diabetikum**
plötzlich (Stunden) ←	**Entwicklung**	→ langsam (Tage)
normal ←	**Hautturgor**	→ herabgesetzt
feucht ←	**Zunge**	→ trocken
normal tief, schnell ←	**Atmung**	→ evtl. tief (Kussmaulsche Atmung)
Tachykardie ←	**Puls**	→ Tachykardie
normal bis erhöht ←	**Blutdruck**	→ normal bis erniedrigt
Unruhe, Zittern, Somnolenz ←	**Allgemeinzustand**	→ somnolent bis komatös
gesteigert ←	**Reflexe**	→ abgeschwächt
nein ←	**Durstgefühl**	→ ja
normal ←	**Ausatemluft**	→ evtl. Azetongeruch
erniedrigt (unter 45 mg/dl) ←	**Blutzucker**	→ hoch (über 400 mg/dl)

Stehen keine Blutzuckerteststreifen zur Verfügung, so können zur Diagnostik (Abgrenzung der Hypoglykämie) 0,5 ml/kg KG (z.B. 30 – 50 ml) Glukose 50 % gegeben werden.

RAUM FÜR PERSÖNLICHE ERGÄNZUNGEN

KOMA DIABETIKUM

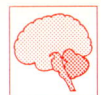

- Langsam einsetzende Bewußtseinstrübung mit Anstieg des Blutzuckers bei (meist bekannter) Zuckerkrankheit. Die Entwicklung geht über Stunden bis Tage.

Angaben:
- Durst, vermehrtes Wasserlassen, häufig Bauchschmerzen

- *Bewußtseinsstörung* bis Bewußtlosigkeit
- Kussmaulsche Atmung
- trockene Haut und Schleimhäute

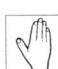
- Puls tachykard
- herabgesetzter Hautturgor

- Blutdruck normal bis erniedrigt
- *Blutzuckerstreifen: Werte über 400 mg/dl*

- evtl. Azetongeruch (wie Nagellackentferner) in der Ausatemluft

Maßnahmen RS/RA:
- Lagerung:

- Freimachen – Freihalten der Atemwege
- Sauerstoffgabe, ggf. Beatmung
- Wärmeerhaltung
- Ständige Atem-, Puls und RR-Überwachung, Pulsoxyimetrie
- venöser Zugang – zügige Ringer-Laktat-Infusion (bei elektrolytarmen Lösungen: Gefahr des Hirnödems)

NA:
- körperliche und neurologische Untersuchung
- ausreichende Kreislaufauffüllung
  ▲ ggf. Volumenersatz ___ z.B. HÄS 200 6% (500 – 1000 ml) Ringer-Laktat

Merke: Wegen der Gefahr der Überkorrektur sowie der Hypokaliämie außerklinisch

- ■ keine Azidosekorrektur (NaHCO$_3$)
- ■ keine Insulingabe.

RAUM FÜR PERSÖNLICHE ERGÄNZUNGEN

EPILEPTISCHER ANFALL

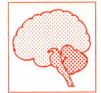

- Kurzdauernde Bewußtlosigkeit mit Krämpfen.
  Status epilepticus (selten): über 30 min anhaltender Krampfanfall oder Folge von Anfällen *ohne* zwischenzeitigem Erwachen.

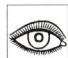
- plötzliches *Hinstürzen,* Schrei
- Bewußtlosigkeit
- weite, lichtstarre Pupillen, evtl. Seitendifferenz
- ca. 10 – 30 Sekunden tonischer *Krampf* mit Atemstillstand
- Zyanose
- ca. 1 – 3 min klonische *Zuckungen*
- evtl. Zungenbiß
- evtl. Schaum vor dem Mund
- evtl. Einnässen

Nach dem Anfall:
- Benommenheit
- Desorientiert
- meist Nachschlaf

Maßnahmen RS/RA:
- Lagerung:
- Schutz vor Verletzung
- Beißschutz
- Beruhigung
- Freimachen – Freihalten der Atemwege
- Sauerstoffgabe, ggf. Beatmung
- Wärmeerhaltung
- ständige Atem-, Puls- und RR-Überwachung, Pulsoximetrie
- venöser Zugang – Ringer-Laktat-Infusion
- Blutzuckerbestimmung

NA:
- körperliche und neurologische Untersuchung
- Medikamente:
  ▲ Hypoglykämie _____ Glukose 50 % (30 – 80 ml)
  ▲ Krampfdurchbrechung _ z.B. Valium® (10 – 40 mg)

  Bei Status epilepticus
  ▲ Narkoseeinleitung _____ z.B. Trapanal® (3 – 5 mg/kg KG)
  ▲ Intubation – Beatmung

Merke:
- Während der einfache epileptische Anfall meist keiner medikamentösen Behandlung bedarf, muß ein Status epileptikus (= Atemstillstand) durchbrochen werden (ggf. Narkoseeinleitung).
- Keine routinemäßige Medikation nach Ablauf eines Krampfanfalles.

RAUM FÜR PERSÖNLICHE ERGÄNZUNGEN

AKUTER ERREGUNGSZUSTAND

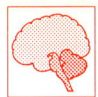

- In Zusammenhang mit psychiatrischen Erkrankungen, Medikamenteneinwirkung, Suchtmitteln (Drogen, Alkohol).

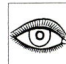
- *Unruhe bis zur Tobsucht*
- evtl. Euphorie
- evtl. Verwirrtheit
- Pupillenveränderungen

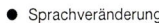
- Sprachveränderung

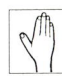
- Puls tachykard, evtl. arrhythmisch

- Blutdruckanstieg
- evtl. Blutzuckerteststreifen

Maßnahmen RS/RA:
- Patient in Gespräch einbeziehen
- Ablenken
- Beruhigung
- Überwachung von Atmung und Kreislauf, Pulsoximetrie

NA:
- Gespräch führen
- körperliche und neurologische Untersuchung
- venöser Zugang – Ringer-Laktat-Infusion
- Medikamente:
  ▲ Hypoglykämie _____ z.B. Glukose 50 % (30 – 50 ml)
  ▲ Sedierung _____ z.B. Valium® (10 – 20 mg)
  ▲ Dämpfung _____ z.B. Psyquil® (5 – 10 mg)
  ▲ ggf. Einweisung in stationäre psychiatrische Behandlung

Merke:
- Es besteht bei diesen Patienten stets die Gefahr gewalttätiger Handlungen gegen sich (Suizid) wie auch gegen Mitmenschen.
- Neben dem »klassischen« Drogennotfall durch Opiate (Morphium, Heroin, s.S. 189) können Rauschmittelvergiftungen durch Kokain, Haschisch, Marihuana, LSD, Amphetamine, Ecstasy, Lösungsmittel u. ä. bzw. ihre Kombination und/oder zusätzlichen Alkohol-Tabletten-Genuß bedingt sein.

RAUM FÜR PERSÖNLICHE ERGÄNZUNGEN

NOTFÄLLE – ATMUNG

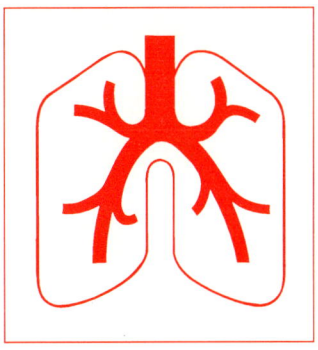

- Aspiration   Seite   67
- Bluthusten, Hämoptoe   Seite   68
- Bronchitis, Pneumonie   Seite   68
- Asthma bronchiale   Seite   69
- Hyperventilationstetanie   Seite   71

Siehe auch:
- Erstuntersuchung   Seite   14
- Allgemeine Maßnahmen   Seite   25
- Linksherzinsuffizienz, Lungenödem   Seite   85 und 87
- Lungenembolie   Seite 101
- Thoraxtrauma, (Spannungs-) Pneumothorax   Seite 127
- CO-, CO_2- Reizgasvergiftung   Seite 175
- Tauchunfall   Seite 226
- Ertrinken   Seite 227

LEITSYMPTOM: ATEMNOT

- **Basistherapie:** Freie Atemwege, O_2-Gabe, i.v.-Zugang
- **Kontinuierliches Monitoring:** Puls, RR, EKG

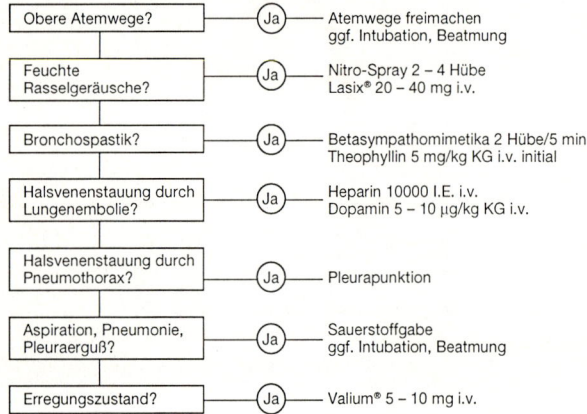

Obere Atemwege?	Ja	Atemwege freimachen ggf. Intubation, Beatmung
Feuchte Rasselgeräusche?	Ja	Nitro-Spray 2 – 4 Hübe Lasix® 20 – 40 mg i.v.
Bronchospastik?	Ja	Betasympathomimetika 2 Hübe/5 min Theophyllin 5 mg/kg KG i.v. initial
Halsvenenstauung durch Lungenembolie?	Ja	Heparin 10000 I.E. i.v. Dopamin 5 – 10 µg/kg KG i.v.
Halsvenenstauung durch Pneumothorax?	Ja	Pleurapunktion
Aspiration, Pneumonie, Pleuraerguß?	Ja	Sauerstoffgabe ggf. Intubation, Beatmung
Erregungszustand?	Ja	Valium® 5 – 10 mg i.v.

ASPIRATION

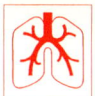

- Erlöschen der Schutzreflexe → Eindringen von Blut, Schleim, Erbrochenem, Fremdkörper in die Atemwege.
  Gefahr: Verlegung der Atemwege, Ateminsuffizienz, schwerste Lungenentzündungen.

- Atemnot
- evtl. *Zyanose*
- evtl. Atemstillstand (Atemwegsverlegung)
- evtl. inverse Atmung

- *grob rasselndes oder pfeifendes Atemgeräusch*
- evtl. Husten

- Puls tachykard

- Sauerstoffsättigung vermindert
- evtl. Blutdruckabfall

Maßnahmen RS/RA:
- Beruhigung
- Lagerung:

- Freimachen – Freihalten der Atemwege
- Sauerstoffgabe, ggf. Beatmung
- Wärmeerhaltung
- Ständige Atem-, Puls- und RR-Überwachung, Pulsoximetrie
- venöser Zugang – Ringer-Laktat-Infusion

- körperliche Untersuchung
- Intubation und Beatmung (100 % O_2, PEEP)
- Absaugung, sorgfältig, wiederholt
- Medikamente:
  ▲ Bronchialerweiterung __ z.B. Euphyllin® (200 - 300 mg)
- Magensonde

Durch Maskenbeatmung mit zu hohen Drucken (über 15 cm H_2O) kommt es zur Magenüberblähung. Durch Rückstrom (Regürgitation) gelangt Mageninhalt in den Rachenraum und mit der nächsten Beatmung in die Atemwege.

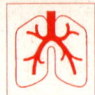

BLUTHUSTEN - HÄMOPTOE

Häufige Ursachen:
- Thoraxtrauma
- Bronchialkarzinom (Spätstadium)
- Linksherzinsuffizienz, Lungenödem
- Lungeninfarkt (nach Lungenembolie)
- Infektionen (Bronchitis, Pneumonie, Tuberkulose)

Maßnahmen: s.S. 67: Aspiration

BRONCHITIS - PNEUMONIE

Häufige Ursachen:
- Chronische Linksherzinsuffizienz
- Bronchialkarzinom
- Bettlägerigkeit
- Allgemeine Schwäche

Maßnahmen: s.S. 67: Aspiration

ASTHMA BRONCHIALE

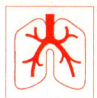

- Durch eine Überempfindlichkeit (allergisches Asthma) bzw. durch Streßsituationen (psychogenes Asthma) ausgelöst.

Angaben:
- *Atemnot,* Angst, *Verschleimung*

- Zyanose
- *aufrechter Oberkörper, Einsatz der Atemhilfsmuskulatur*
- Ausatemphase verlängert
- Prall gefüllte Halsvenen

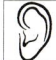
- *bei Ausatmung Giemen und Brummen*
- Husten

- Sauerstoffsättigung stark vermindert
- Blutdruck erhöht, später Kreislaufversagen
- Tachykardie

Maßnahmen RS/RA:
- Beruhigung
- Lagerung:

- Freimachen – Freihalten der Atemwege
- Sauerstoffgabe
- Wärmeerhaltung
- ständige Atem-, Puls- und RR-Überwachung, Pulsoximetrie
- venöser Zugang – Ringer-Laktat-Infusion

NA:
- körperliche Untersuchung
- Gespräch führen
- Medikamente
  - ▲ Bronchialerweiterung __ z.B. Berotec® 200-Spray (2 Hübe) z.B. Euphyllin® (300 - 400 mg)
  - ▲ Steroide _____ z.B. Solu-Decortin® H (250 mg)
  - ▲ Sedierung _____ z.B. Valium® (5 – 10 mg)
  - ▲ Flüssigkeitszufuhr ____ z.B. Ringer-Laktat (300 – 500 ml)
- In Ausnahmefällen (Status asthmaticus) bei zunehmender Bewußtseinsstörung, Erschöpfung oder Bradykardie oder anhaltender O_2-Sättigung unter 80 %:
  - ▲ Suprarenin® (0,05 – 0,1 mg)
  - ▲ Intubation und Beatmung (Ketanest®)
  - ▲ Suprarenin® (0,1 mg endotracheal, verdünnt)

Merke: Beurteilung der Atemwegsobstruktion durch Messung des Atemstoßes vor und nach Therapie (Peakflow-Meter)

RAUM FÜR PERSÖNLICHE ERGÄNZUNGEN

HYPERVENTILATIONSTETANIE

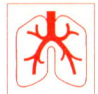

- Durch seelische Konflikte ausgelöste Hyperventilation (meist jüngere Patientinnen).

Angaben:
- *Atemnot,* Kribbeln in den Händen und Füßen

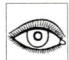
- Unruhe
- *schnelle Atmung*
- Blässe, Schwitzen
- sogenannte Pfötchenstellung der Hände
- evtl. »Karpfenmund«
- Reflexüberaktivität

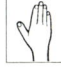
- Puls tachykard

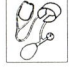
- Sauerstoffsättigung normal
- Blutdruck normal bis erhöht

Maßnahmen RS/RA:
- Lagerung:
- Beruhigender Zuspruch
- Rückatmung (Plastiktüte)

NA:
- Gespräch über mögliche Ursachen (Konflikte)
- körperliche und neurologische Untersuchung
- Medikamente (nur in schweren Fällen)
  ▲ Sedierung _____ z.B. Valium® (5 – 10 mg)

Merke:
- Im Gegensatz zur echten Tetanie (Calciummangel) kommt es hier durch Überatmung zur respiratorischen Alkalose mit pH-Verschiebung.
  Dadurch ist der Anteil des freien (wirksamen) Calciums im Blut vermindert.
  Durch Beseitung der Störung (z.B. Rückatmung mit folgendem CO_2-Anstieg und pH-Abfall) normalisiert sich die Situation.
- Hyperventilationstetanie ist eine Ausschlußdiagnose. Stets Sauerstoffstatus mittels Pulsoximetrie prüfen.

RAUM FÜR PERSÖNLICHE ERGÄNZUNGEN

NOTFÄLLE – Herz-Kreislauf

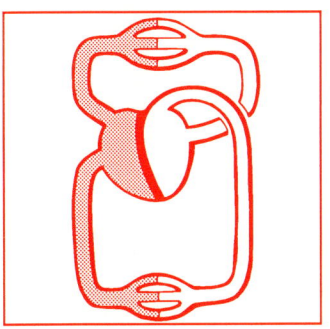

- Das EKG — Seite 74
- Maßnahmen bei Rhythmusstörungen — Seite 76
- Bradykarde Rhythmusstörungen — Seite 77
- Tachykarde Herzrhythmusstörungen — Seite 79
- Thrombolyse — Seite 82
- Herzinfarkt — Seite 83
- (Links-) Herzinsuffizienz — Seite 85
- Lungenödem — Seite 87
- Kardiogener Schock — Seite 89
- Differentialdiagnose — Seite 91
- Volumenmangelschock — Seite 93
- Anaphylaktischer Schock — Seite 95
- Vasovagale Synkope — Seite 97
- Hypertensive Krise — Seite 99
- Lungenembolie — Seite 101
- Arterienverschluß — Seite 103
- Venenverschluß — Seite 105

Siehe auch:
- Erstuntersuchung — Seite 14
- Allgemeine Maßnahmen — Seite 30

SCHNELLINTERPRETATION DES EKG

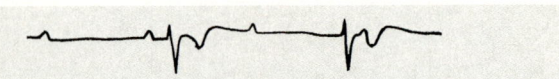

1. Lebensbedrohliche
   Herzrhythmusstörung?
   - extreme Bradykardie, extreme Tachykardie
   - Kammerflattern, Kammerflimmern
   - pulslose elektrische Aktivität, Asystolie

2. Regelmäßigkeit?
   - Abstand der P-Wellen gleich?
   - Abstand der QRS-Komplexe gleich?

3. Frequenz?
   - Häufigkeit der P-Wellen?
   - Häufigkeit der QRS-Komplexe?

4. Form?
   - P-Wellen alle gleich gestaltet?
   - QRS-Komplexe alle gleich gestaltet?
   - QRS-Komplex verbreitert (> 0,1 sec)?

5. Vorhof-Kammer-
   Koppelung?
   - P-Welle vor jedem QRS-Komplex?
   - PQ-Abstand verlängert (> 0,2 sec)?
   - PQ-Koppelung immer gegeben?

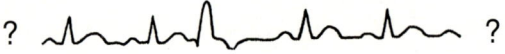

DAS ELEKTROKARDIOGRAMM – EKG

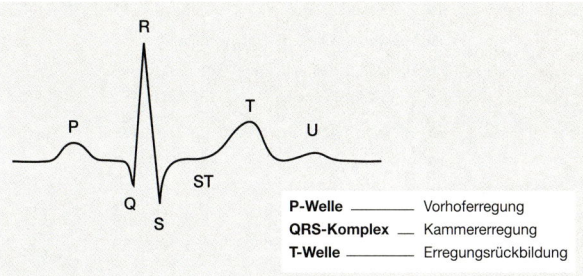

P-Welle ——— Vorhoferregung
QRS-Komplex ——— Kammererregung
T-Welle ——— Erregungsrückbildung

Begriffe

- *Adam-Stokes-Anfall* — Minderdurchblutung des Gehirns durch bradykarde Herzrhythmusstörung

- *Arrhythmie* — unregelmäßige Herzschlagfolge

- *AV-Block* — Hemmung der Erregungsüberleitung zwischen Vorhof und Kammer

- *AV-Dissoziation* — Vorhof und Kammer schlagen unabhängig, unkoordiniert

- *Bigeminus* — jedem Normalschlag folgt eine Extrasystole

- *Bradykardie* — Herzfrequenz unter 60/min

- *Elektromechanische Entkoppelung/Dissoziation, pulslose elektrische Aktivität* — elektrische Erregungen (Monitor) bleiben ohne mechanische Antwort (kein Puls tastbar)

- *Schenkelblock* — Störung der Erregungsleitung im Bereich der Tawaraschenkel

- *Tachykardie* — Herzfrequenz über 100/min in Ruhe

MASSNAHMEN BEI HERZRHYTHMUSSTÖRUNGEN

RS:
- Beruhigung
- Lagerung, Patient darf nicht umhergehen
- Sauerstoffgabe, ggf. Beatmung
- Wärmeerhaltung
- ständige Puls-, RR- und EKG-Überwachung
- venöser Zugang – langsame Ringer-Laktat-Infusion
- Notarztruf

NA:
- s. unter den jeweiligen Rhythmusstörungen

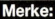Merke: Jede neu aufgetretene Herzrhythmusstörung stellt die Indikation zum Notarztruf dar (Patienten, Angehörige befragen; Medikamentenanamnese)

ANTIARRHYTHMIKA

Klasse	Bezeichnung	Substanz	Wirkprofil
I a	Natriumantagonisten	Gilurytmal®	Depolarisationsverminderung
b		Xylocain®	Repolarisationsverminderung
c		Rytmonorm®	Depolarisationshemmung
II	Betarezeptorenblocker	Visken®	Sympathikus-Verminderung
III	Kaliumantagonisten	Cordarex®	Repolarisationsverminderung
IV	Kalziumantagonisten	Isoptin®	Hemmung der Na-Ca-Kanäle
–	Digitalis	Lanitop®	AV- Überleitungshemmung
–	Vagolytika	Atropin	Parasympathikus-Verminderung
–	Symphathomimetika	Suprarenin®	Sympathikus-Steigerung
–	Adenosin	Adrekar®	AV-Überleitungshemmung

BRADYKARDE HERZRHYTHMUSSTÖRUNGEN

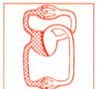

Regelmäßig:

- **Sinus-(Vorhof-) Bradykardie** (< 50/min)
  - **Angaben:** Schwindel
  - **EKG:** (normales Bild, niedrige Frequenz)
  - **Bewertung:** selten Therapie notwendig
  - **Medikamente:** Atropin (0,5 – 3,0 mg)

- **(Totaler) AV-Block 3. Grades** (< 30 – 40/min)
  - **Angaben:** Herzstolpern, Schwindel, evtl. Bewußtlosigkeit (Adams-Stokes-Anfall)
  - **EKG:** (unregelmäßige P-QRS-Koppelung)
  - **Bewertung:** Therapie nur bei Blutdruckabfall
  - **Medikamente:** Suprarenin® (0,05 – 0,1 mg), evtl. Schrittmacher
    Dopamin (5 – 20 µg/kg KG/min)

Unregelmäßig:

- **AV-Block 2. Grades** (50 – 60/min)
  - **Angaben:** Herzstolpern, Schwindel, evtl. Adams-Stokes-Anfall
  - **EKG:** (unregelmäßige P-QRS-Koppelung)
  - **Bewertung:** selten Therapie notwendig
  - **Medikamente:** Atropin (0,5 – 3 mg), Dopamin (5 – 20 mg/kg KG/min)
    Suprarenin® (0,05 – 0,1 mg), evtl. Schrittmacher

- **Schrittmacher-Fehlfunktion** (< 60/min) s. S. 32
  - **Angaben:** Schrittmacherträger, Schwindel, Herzstolpern
  - **EKG** (Schrittmacherimpulse ohne QRS-Koppelung)
  - **Gefahr:** völliger Schrittmacherausfall
  - **Medikamente:** Atropin (0,5 – 3 mg), Suprarenin® (0,05 – 0,1 mg)
    Dopamin (5 – 20 mg/kg KG/min)
  - **Maßnahmen:** Magnetauflage bei falscher/nicht angebrachter Stimulation

UNIPOLARE BRUSTWANDABLEITUNG NACH WILSON

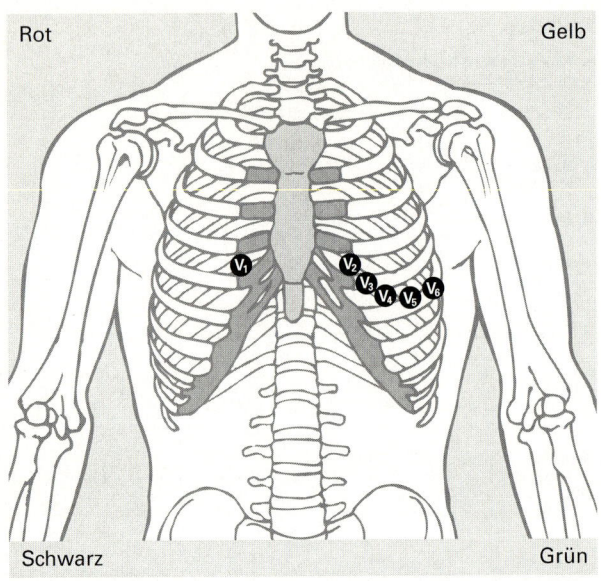

V_1	=	4. ICR parasternal rechts
V_2	=	4. ICR parasternal links
V_3	=	zwischen V_2 und V_4
V_4	=	5. ICR in der Mediaklavikularlinie links
V_5	=	vordere Axillarlinie in Höhe von V_4 links
V_6	=	mittlere Axillarlinie in Höhe von V_4 links

Rot	=	rechter Arm
Gelb	=	linker Arm
Grün	=	linkes Bein
Schwarz	=	rechtes Bein (Erde)

TACHYKARDE HERZRHYTHMUSSTÖRUNGEN

Regelmäßig:

- **Sinus-(Vorhof-) Tachykardie** (> 100/min)
  Angaben: Herzklopfen

  EKG: (normales Bild, hohe Frequenz)

  Bewertung: selten Therapie notwendig
  Medikamente: Karotissinus-Druckversuch (einseitig), Valsalva
  Isoptin® (2,5 – 5 mg), Valium® (5 – 10 mg)
  Adrekar® (6 mg, ggf. 12 mg)

- **Kammertachykardie** (> 150 – 200/min)
  Angaben: Herzrasen, Schwindel

  EKG: (nur Kammerkomplexe)

  Gefahr: Übergang in Kammerflimmern, -flattern
  Medikamente: Xylocain® 2 % (100 mg), Magnesiumsulfat (1 – 2 g), Kardioversion (1J/kg KG) bei Kreislaufinstabilität, Valium® (5 – 10 mg) und Morphin (2 – 5 mg)

Unregelmäßig:

- **Vorhofextrasystolie** (Supraventrikuläre Extrasystolen)
  Angaben: Herzklopfen

  EKG: (Vorhofextraschläge)

  Bewertung: selten Therapie notwendig
  Medikamente: evtl. Valium® (5 – 10 mg), Isoptin® (2,5 – 5 mg)

TACHYKARDE HERZRHYTHMUSSTÖRUNGEN

EINSTUFUNG VON KAMMEREXTRASYSTOLEN
(Lown-Klassifizierung)

Klasse	Auftreten	Charakteristik	Bewertung
1 A 1 B	Gelegentlich	< 1/min, < 30/h > 1/min	ungefährlich
2	Häufig	> 30/h	überwachen
3	Polytop	multiform	überwachen
4 A 4 B	Couplets Salven	fest angekoppelte Extrasystolen mehr als zwei Extrasystolen	gefährlich
5	R-auf T-Phänomen	Übergang in Kammerflimmern	lebensbedrohlich

CODE-ERKLÄRUNG FÜR HERZSCHRITTMACHER
(NASPE/BPEG - Code mit fünf Buchstaben)

1. Buchstabe	2. Buchstabe	3. Buchstabe	4. Buchstabe	5. Buchstabe
stimulierte Kammer	steuernde Kammer	Betriebsart	Programmierbarkeit etc.	Antitachykardiefunktion
O = keine	O = keine	O = keine	O = keine	O = keine
A = Atrium	A = Atrium	T = getriggert	P = einfach progr.	P = Stimulation
V = Ventrikel	V = Ventrikel	I = Inhibition	M = mehrf. progr.	S = Schock
D = doppelt (A+V)	D = doppelt (A+V)	D = doppelt (T+I)	C = Telemetrie	D = doppelt (P+S)

AUTOMATISCHER INTERNER CARDIOVERTER/DEFIBRILLATOR (AICD)

Funktion	Implantiertes Gerät zur Erkennung und Behandlung bradykarder und tachykarder Herzrhythmusstörungen (Stimulation bzw. Kardioversion/Defibrillation)
Fehlfunktion ↓ Behandlung	● Ausfall der Stimulation → Vorgehen wie bei Bradykardie ● Ausfall der Kardioversion/Defibrillation → Vorgehen wie bei Kammerflimmern ● nicht angebrachte Schockabgabe → Magnetauflage

TACHYKARDE HERZRHYTHMUSSTÖRUNGEN

- **Kammerextrasystolie** (Ventrikuläre Extrasystolen)
  Angaben: Herzstolpern

  EKG: (breiter QRS-Komplex ohne P-Welle)

  Unterscheidung: Monomorph, Polymorph, Salven, Anzahl pro Minute

  Gefahr: Übergang in Kammertachykardie, -flattern, -flimmern
  Medikamente: Xylocain® 2 % (100 mg)

- **Vorhofflattern, -flimmern**
  Angaben: Herzrasen, Herzdrücken

  EKG: (keine regelrechte Vorhofaktion [P])

  Gefahr: Übergang in Kammertachykardie, -flattern, -flimmern
  Medikamente: Lanitop® (0,2 – 0,4 mg), evtl. Isoptin® (2,5 – 5 mg),
  Valium® (5 – 10 mg), Morphin (2 – 5 mg) und Kardioversion
  (1J/kg KG) bei Kreislaufinstabilität

Kreislaufstillstand

- Pulslose Kammertachykardie,
  Kammerflattern, - flimmern

- Hyposystolie, elektromechanische
  Dissoziation/Entkopplung,
  pulslose elektrische Aktivität, weak action

} s. Kardiopulmonale Reanimation S. 33

- Asystolie

THROMBOLYSE

- Intravenöse Gabe von Medikamenten (z.B. Actilyse®; Streptokinase, Urokinase) zum Auflösen von Blutgerinnseln in den Herzkranzgefäßen.

- **Durchführung:**
  z.B Liquemin® 5000 I.E.,
  z.B Aspisol® 500 mg
  z.B Actilyse® 15 mg als Bolus, dann 85 mg über 90 Minuten

- **Indikation: Herzinfarkt**
  1. Typische Symptomatik, z.B. nitroresistenter Brustschmerz
  2. Typische Veränderungen im 12-Kanal-EKG (ST-Hebung in mindestens 2 Extremitätenableitungen > 1 mm, in 2 Brustwandableitungen > 2 mm)
  3. Beginn der Beschwerden in den letzten 4 – 6 Stunden
  4. Alter unter 75 Jahre

- **Indikation: Lungenembolie**
  1. Tachypnoe, Zyanose
  2. Herzrhythmusstörungen
  3. Blutdruckabfall

- **Kontraindikationen:**
  – Verdacht auf Aortendissektion
  – Blutungsneigung, z.B. Marcumar®-Behandlung
  – Blutdruck, trotz Behandlung, > 200/115 mmHg
  – Kardio-pulmonale Reanimation über längere Zeit (mit Verdacht auf Verletzungen)
  – Zentralvenöse Katheter-Einlage
  – Unfall, Operation, Entbindung (in den letzten Wochen), Schwangerschaft
  – Magen-, Zwölffingerdarmgeschwür (in den letzten Monaten)
  – Ungeklärte Kopfschmerzen
  – Chronische Entzündungen, z.B. des Herzens, der Bauchspeicheldrüse
  – Tumorleiden

HERZINFARKT

- S.a. (Links-) Herzinsuffizienz S. 85, Lungenödem S. 87, Kardiogener Schock S. 89

Angaben:
- *Atemnot,* Angst, Übelkeit, *Engegefühl* in der Brust, *drückender Schmerz* in der *Herzgegend,* ausstrahlend in Arm, Hals, Rücken oder Bauch.

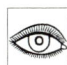
- Unruhe
- Fahle, blasse Haut
- evtl. Zyanose
- evtl. gestaute Halsvenen (kardiogener Schock)

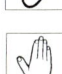
- evtl. Rasselgeräusche (Lungenödem)

- kühle, feuchte Extremitäten
- Puls bradykard, tachykard und/oder arrhythmisch
- Schwitzen

- Sauerstoffsättigung vermindert
- evtl. Blutdruckabfall

Maßnahmen RS/RA:
- Beruhigung
- Lagerung: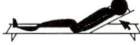

- Patient darf nicht umhergehen
- Sauerstoffgabe, ggf. Beatmung
- Wärmeerhaltung
- ständige Puls-, RR- und EKG-Überwachung, Pulsoximetrie
- venöser Zugang – langsame Ringer-Laktat-Infusion

NA:
- körperliche Untersuchung
- Medikamente:
  - ▲ Herzentlastung _____ z.B. Nitrolingual®-Spray (2 – 4 Hübe)
  - ▲ Sedierung _____ z.B. Psyquil® (5 – 10 mg)
  - ▲ Schmerzbekämpfung __ z.B. Aspisol® (500 mg) z.B. Morphin (2,5 – 5 mg)
  - ▲ Blutgerinnungshemmung z.B. Liquemin® (5000 –10.000 I.E.)
  - ▲ evtl. Thrombolyse _____ z.B. Actilyse® (s. S. 82)
  - ▲ Frequenzsteigerung __ z.B. Atropin (0,5 - 1 mg)
  - ▲ Extrasystolie _____ z.B. Xylocain® (100 mg)

Merke:
- Keine i.m.-Injektionen (bevorstehende Lysebehandlung?)
- Gefahr der Nitrolingualgabe: Blutdruckabfall, deshalb nur bei RR über 90 mmHg systolisch und normaler Herzfrequenz anwenden
- Günstig ist die kontinuierliche Nitratzufuhr mittels Spritzenpumpe (2 – 6 mg/h)
- Xylocain nur bei gehäuften (> 6/min), polymorphen und Salven von Extrasystolen anwenden
- Angina-pectoris-Anfall: Symptome wie Herzinfarkt. Rückbildung spontan oder nach Nitrogabe. Unbedingt klinische Abklärung. Behandlung ansonsten wie beim Herzinfarkt.

LEITSYMPTOM: BRUSTSCHMERZ

- **Basistherapie:** Freie Atemwege, O_2-Gabe, i.v.-Zugang
- **Kontinuierliches Monitoring:** Puls, RR, EKG

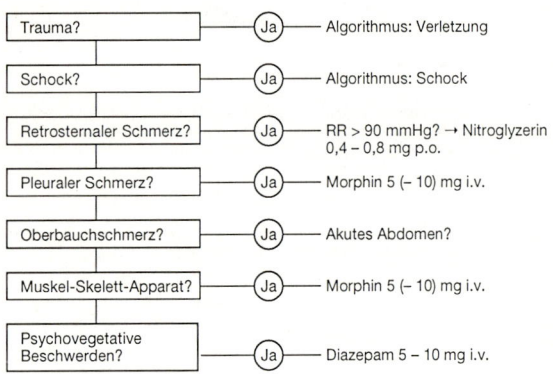

Trauma? — Ja — Algorithmus: Verletzung

Schock? — Ja — Algorithmus: Schock

Retrosternaler Schmerz? — Ja — RR > 90 mmHg? → Nitroglyzerin 0,4 – 0,8 mg p.o.

Pleuraler Schmerz? — Ja — Morphin 5 (– 10) mg i.v.

Oberbauchschmerz? — Ja — Akutes Abdomen?

Muskel-Skelett-Apparat? — Ja — Morphin 5 (– 10) mg i.v.

Psychovegetative Beschwerden? — Ja — Diazepam 5 – 10 mg i.v.

(LINKS-) HERZINSUFFIZIENZ

- S.a. Lungenödem S. 87, Kardiogener Schock S. 89
- Akute Leistungsminderung des Herzens mit drohendem Vorwärtsversagen (Blutdruckabfall, Schockzeichen) und drohendem Rückwärtsversagen (Lungenödem).

Angaben:
- *Atemnot, Angst,* Schwächegefühl

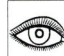
- Unruhe
- schnelle Atmung
- gestaute Halsvenen
- Blässe, evtl. Zyanose

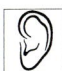
- *feine Rasselgeräusche* (Lungenödem), mit dem
- Stethoskop hörbar

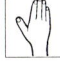
- kühle, evtl. feuchte Extremitäten
- evtl. Ödeme

- Sauerstoffsättigung vermindert
- evtl. Blutdruckabfall
- Puls evtl. tachykard, bradykard, arrhythmisch

Maßnahmen RS/RA:
- Beruhigung
- Lagerung:
- Sauerstoffgabe, ggf. Beatmung
- evtl. unblutiger Aderlaß (s.S. 30)
- Wärmeerhaltung
- Ständige Puls-, RR- und EKG-Überwachung, Pulsoximetrie
- venöser Zugang – langsame Ringer-Laktat-Infusion

NA:
- körperliche Untersuchung
- Medikamente:
  - ▲ Herzentlastung _____ z.B. Nitrolingual®-Spray (2 – 4 Hübe)
  - ▲ Ausschwemmung _____ z.B. Lasix® (20 – 40 mg)
  - ▲ evtl. Sedierung _____ z.B. Valium® (5 – 10 mg)
  - ▲ evtl. Analgesie _____ z.B. Morphin (2,5 – 5 mg)
  - ▲ ggf. Behandlung der Rhythmusstörungen s.S. 76
  - ▲ evtl. Flüssigkeitszufuhr z.B. Ringer-Laktat
    (Vorsicht!) _____ (100 – 250 ml)

Merke: Abgesehen von der Lungenembolie und dem schweren Asthma bronchiale spielt die Rechts-Herzinsuffizienz in der Notfallmedizin keine Rolle.

LEITSYMPTOM: HERZRHYTHMUSSTÖRUNG

- **Basistherapie:** O_2-Gabe, i.v.-Zugang
- **Kontinuierliches Monitoring:** Puls, RR, EKG

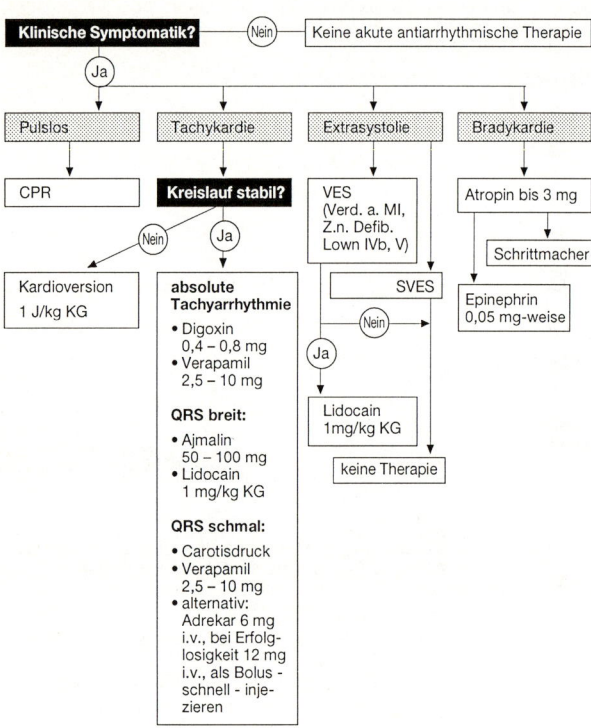

(KARDIALES) LUNGENÖDEM

- S.a. (Links-)Herzinsuffizienz S. 85, Kardiogener Schock S. 89
- Durch akute Minderleistung der linken Herzkammer Austritt von Flüssigkeit aus den Gefäßen der Lungenstrombahn, sog. Rückwärtsversagen.

Angaben:
- Angst, *Atemnot*

- Unruhe
- Blässe, evtl. Zyanose
- aufrechter Oberkörper
- *Einsatz der Atemhilfsmuskulatur*
- evtl. Austritt von fleischwasserfarbigem Schaum aus dem Mund (schwerste Form)

- *Brodeln und feine Rasselgeräusche* bei Ein- und Ausatmung
- evtl. spastische Atemgeräusche

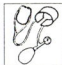
- Sauerstoffsättigung vermindert
- Blutdruckanstieg, später Blutdruckabfall
- Puls tachykard, evtl. arrhythmisch

Maßnahmen RS/RA:
- Beruhigung
- Lagerung:
- Sauerstoffgabe, ggf. Beatmung
- unblutiger Aderlaß (s.S. 30)
- Wärmeerhaltung
- Ständige Puls-, RR- und EKG-Überwachung, Pulsoximetrie
- venöser Zugang – langsame Ringer-Laktat-Infusion

NA:
- körperliche Untersuchung
  evtl. Intubation + PEEP-Beatmung (5 cm H_2O)
- Medikamente:
  ▲ Herzentlastung _____ z.B. Nitrolingual®-Spray (2 – 4 Hübe)
                            z.B. Adalat® (1 – 2 Kapseln)
  ▲ Ausschwemmung _____ Lasix® (20 – 60 mg)
  ▲ Sedierung _____ z.B. Valium® (5 – 10 mg)
  ▲ evtl. Analgesie _____ z.B. Morphin (2,5 – 5 mg)
  ▲ evtl. Herzkraft-   z.B. Dopamin
     steigerung _____   (5 – 15 µg/kg KG x min)

Merke: Während das (häufige) kardiale Lungenödem durch eine akute (Links-)Herzinsuffizienz bedingt ist, tritt das (seltene) toxische Lungenödem nach Inhalation von Reizgasen auf (s.S. 179).

RAUM FÜR PERSÖNLICHE ERGÄNZUNGEN

KARDIOGENER SCHOCK

- S.a. (Links-)Herzinsuffizienz S. 85, Lungenödem S. 87
- Kreislaufinsuffizienz durch Pumpversagen des Herzens (z.B. nach Herzinfarkt), sog. Vorwärtsversagen.

Angaben:
- Angst, *Atemnot,* Schmerzen im Brustraum

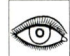
- Bewußtseinsstörung bis Bewußtlosigkeit
- Blässe bis Zyanose
- *gestaute Halsvenen*

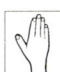
- *Puls* evtl. tachykard, bradykard, *arrhythmisch, zentralisiert*
- kaltschweißig
- Nagelbettfüllung verlangsamt

- Sauerstoffsättigung vermindert
- Blutdruck erniedrigt bis nicht mehr meßbar
- EKG → Rhythmusstörungen
  → Infarktzeichen

Maßnahmen RS/RA:
- Beruhigung
- Lagerung:
- Sauerstoffgabe, ggf. Beatmung
- Wärmeerhaltung
- ständige Puls-, RR- und EKG-Überwachung, Pulsoximetrie
- venöser Zugang – langsame Ringer-Laktat-Infusion

NA:
- körperliche Untersuchung
- ggf. Intubation und Beatmung
- Medikamente:
  ▲ Herzentlastung _____ z.B. Nitrolingual®-Spray (1 – 2 Hübe)
  ▲ Herzkraftsteigerung ___ z.B. Dopamin (5 – 15 mg/kg KG x min)
  ▲ Bradyarrhythmie _____ z.B. Atropin (0,05 – 0,1 mg)
      z.B. Suprarenin® (0,05 – 0,1 mg)
  ▲ Extrasystolie _____ z.B. Xylocain® (50 mg)
  ▲ Schmerzbekämpfung __ z.B. Morphin (2,5 – 5 mg)
  ▲ Ausschwemmung _____ z.B. Lasix® (20 – 40 mg)

Merke: Bei kardiogenem Schock keine Schocklagerung durchführen (Verschlechterung).

SCHOCK

Ursachen und Formen:
- *absoluter Volumenmangel* - Blutmenge vermindert durch Blut-, Plasma-, Flüssigkeitsverluste
- *relativer Volumenmangel* - Blutverteilung gestört durch anaphylaktisches, toxisches, septisches Geschehen
- *kardiogener Schock* - Pumpversagen durch Herzrhythmusstörungen, Herzmuskelinsuffizienz
- *Sonderformen:* Herzbeuteltamponade, Lungenembolie

Ablauf:
Abfall des Herzzeitvolumens
→ Kompensatorische Gegenregulation
→ Störung der Makro- und Mikrozirkulation
→ Dekompensation des Kreislaufs in Abschnitten, später insgesamt
→ Organversagen, Tod

Maßnahmen allgemein:
- Lagerung, Sauerstoffgabe, ggf. Intubation, Beatmung
- (mehrere) venöse Zugänge, Wärmeerhaltung, Sedierung,
- Überwachung: Bewußtseinslage, Puls, Blutdruck, EKG, neurologischer Status

spezifisch:
- *absoluter Volumenmangel:* Blutstillung, Schocklage, Volumenersatz, Typischer Fehler der Infusionstherapie: zu wenig, zu spät
- *relativer Volumenmangel:* Adrenalin, Dopamin, Volumengabe
- *Pumpversagen:* Normalisierung des Herzrhythmus, Ausschluß eines Volumenmangels, Dopamin, evtl. Nitrolingual®
- *Toxineinwirkung:* Beseitigung des relativen Volumenmangels, evtl. Solu-Decortin® H
- *Lungenembolie:* Heparin, evtl. Thrombolyse

DIFFERENTIALDIAGNOSE: SCHOCK

Volumenmangelschock		**Kardiogener Schock**
Blut/Plasma/Wasser- und Elektrolytverluste ←	**Ursache**	→ Hypertonus, Herz- oder Koronarinsuffizienz, Infarkt, Herzrhythmusstörungen
Blässe, kalte Extremitäten, kaltschweißige Haut, Zentralisation »fehlende Venenfüllung« ←	**Klinisches Bild**	→ Blässe bis Zyanose, häufig sitzend anzutreffen, Angst, Atemnot, gestaute Halsvenen
Blutdruck erniedrigt, Puls beschleunigt ←	**Einfache Kreislaufgrößen**	→ Blutdruck erniedrigt, Puls beschleunigt, arrhythmisch, evtl. Pulsdefizit
Zentraler Venendruck erniedrigt ←	**ZVD**	→ Zentraler Venendruck erhöht
Sinustachykardie ←	**EKG**	→ Rhythmusstörungen, Infarktzeichen

SCHWEREGRADE DES VOLUMENMANGELSCHOCKS

Verlust

- bis 25% des Blutvolumens: leichter Schockzustand: Lagerung, Infusion erforderlich
- bis 33% des Blutvolumens: mäßiger Schockzustand: Volumenersatz erforderlich
- bis 40% des Blutvolumens: schwerer Schockzustand: Massive Infusionstherapie erforderlich
- über 40% des Blutvolumens: reanimationsbedürftiger Zustand

Merke: Normales Blutvolumen: ca. 8% des Körpergewichtes.

RAUM FÜR PERSÖNLICHE ERGÄNZUNGEN

VOLUMENMANGELSCHOCK

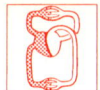

- Kreislaufinsuffizienz durch Verlust (über 1000 – 1500 ml) von Blut, Plasma oder Serum. Ursache: Blutung (äußere, innere) Flüssigkeitsverluste (Durchfälle, Erbrechen), Verbrennung.

- Unruhe
- *Blässe bis Zyanose*
- Bewußtseinsstörung bis Bewußtlosigkeit
- Venenfüllung vermindert
- Frösteln

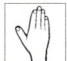
- *Puls tachykard, kaum tastbar*
- kalte Extremitäten
- kalter Schweiß
- Nagelbettprobe: verlangsamte Füllung, > 2 Sek. verzögert

- Blutdruckamplitude vermindert
- *Blutdruckabfall*

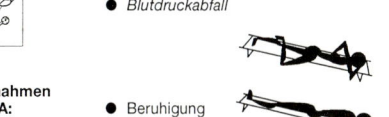

Maßnahmen RS/RA:
- Beruhigung
- Lagerung:
- ggf. Blutstillung
- Freimachen – Freihalten der Atemwege
- Sauerstoffgabe, ggf. Beatmung
- Wärmerhaltung
- ständige Puls- und RR-Überwachung, Pulsoximetrie
- venöser Zugang – zügige Ringer-Laktat-Infusion

NA:
- körperliche Untersuchung
- Schaffung großlumiger venöser Zugänge
- Volumenersatz _____ z.B. HÄS 200 6 %
  (1000 – 2000 ml)
  ggf. Druckinfusion
- ggf. Intubation und Beatmung (100 % O_2)
- Medikamente:
  ▲ Sedierung _____ z.B. Valium® (5 – 10 mg)
  ▲ Schmerzbekämpfung _ z.B. Morphin (5 – 10 mg)
  ▲ ggf. Narkoseeinleitung _ z.B. Ketanest®
  (0,5 – 1 mg/kg KG)

Merke:
- Bei großem Blutverlust bereits am Notfallort Kreuzblut entnehmen und z.B. mit NEF zur Blutzentrale bringen.
- Der begündete Verdacht auf eine intraabdominelle Blutung (z.B. Milzruptur) ist eine der wenigen Indikationen für einen schnellen Transport mit Sondersignal.

RAUM FÜR PERSÖNLICHE ERGÄNZUNGEN

ANAPHYLAKTISCHER SCHOCK

Schweregrad	Klinische Symptome	Maßnahmen RS/RA	Maßnahmen Notarzt
I Hautreaktionen	• Ödeme • Quaddeln • Rötung • Juckreiz, Brennen	• Infusionswechsel (falls Ursache) • Beruhigung • Sauerstoffgabe	• venöser Zugang, Infusion • *Antihistaminika* z.B. Fenistil® (8 mg)
II Leichte Kreislaufreaktionen	• Tachykardie (Puls: +20) • Blutdruckabfall (RR: -20) • Übelkeit, Erbrechen, Durchfall • Atemnot	• Schocklagerung • Hilfe beim Erbrechen • venöser Zugang • Infusion: RL-Lösung	zusätzlich: • *Kortikosteroide,* z.B. Solu-Decortin® H (250 mg)
III Schock	• Schock • Bronchospasmus	• evtl. Beatmung	• Adrenalin (verdünnt) 1 ml Suprarenin® + 9 ml NaCl 0,9% 0,05 – 0,1 mg i.v., evtl. wiederholen • Bronchialerweiterung, z.B. Euphyllin® (200 – 400 mg) • Infusion, z.B. Humanalbumin 5%, HÄS 200 6%, Ringer-Laktat-Lösung • Intubation • Dopamin (2 – 5 – 10 µg/kg KG/min)
IV Atem- und Kreislaufstillstand	• Bewußtlosigkeit • Atemstillstand • kein Karotispuls	• kardiopulmonale Reanimation • Vorbereiten der Medikamente und Hilfsmittel	

| Prophylaxe | bei Hinweisen auf Überempfindlichkeiten | mindestens 30 min vor Exposition | • Fenistil® (0,1 mg/kg KG)
• Tagamec® (5 mg/kg KG)
• Solu-Decortin® H (1 mg/kg KG) |

RAUM FÜR PERSÖNLICHE ERGÄNZUNGEN

VASOVAGALE SYNKOPE

- S.a. Hitzeohnmacht S. 205
- Kurzzeitige Bewußtlosigkeit durch Blutverteilungstörung.
  Ausgelöst durch Schmerz, Angst, Schreck (meist jüngere Patienten).

Angaben:
- Schwindel, Übelkeit, *Schwarzwerden vor Augen*
- kurzzeitige Bewußtlosigkeit

- Blässe
- Schweiß auf der Stirn

- Schwitzen
- *Puls* bradykard

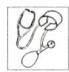
- Blutdruckabfall

Maßnahmen RS/RA:
- Beruhigung
- Lagerung:

- evtl. Sauerstoffgabe
- Wärmeerhaltung
- Ständige Puls- und RR-Überwachung, Pulsoximetrie

NA:
- körperliche und neurologische Untersuchung
- venöser Zugang
- Medikamente:
  ▲ Blutdrucksteigerung ___ z.B. Akrinor® (0,5 – 1 ml)
  ▲ Herzfrequenzsteigerung z.B. Atropin (0,5 – 1 mg)
  ▲ evtl. Infusion z.B. Ringer-Laktat

Merke:
- Zustand meist durch Lagerung und Aufklärung des Patienten alleine beherrschbar.
- Ggf. weitere Behandlung durch Hausarzt.

RAUM FÜR PERSÖNLICHE ERGÄNZUNGEN

HYPERTENSIVE KRISE

- S.a. Schlaganfall S. 53, Herzinfarkt S. 83,
- (Links-)Herzinsuffizienz S. 85, Lungenödem S. 87
- Blutdruckanstieg über 220/115 mmHg diastolisch bei meist bekannter Hypertonie mit Zeichen der Organschädigung (Gehirn, Herz, Niere).

Angaben:
- Kopfschmerzen, Sehstörungen, Schwindel, Ohrensausen, Übelkeit, Herzklopfen, Atemnot, Brustschmerz

- Unruhe
- Bewußtseinsstörung bis Bewußtlosigkeit
- Kopf gerötet, Schwitzen
- evtl. Krämpfe

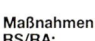
- *Blutdruckerhöhung*
- Puls tachykard
- evtl. Rasselgeräusche

Maßnahmen RS/RA:
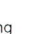
- Beruhigung
- Lagerung: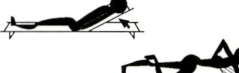

- Freimachen – Freihalten der Atemwege
- Sauerstoffgabe, ggf. Beatmung
- Wärmeerhaltung
- ständige Puls-, RR- und EKG-Überwachung, Pulsoximetrie
- venöser Zugang – langsame Ringer-Laktat-Infusion

NA:
- körperliche und neurologische Untersuchung
- Medikamente:
  - ▲ Blutdrucksenkung ___ z.B. Adalat® (1 –2 Kapseln)
    z.B. Nitrolingual Spray® (2 – 4 Hübe)
    z.B. Ebrantil® (10 – 50 mg)
  - ▲ Sedierung _____ z.B. Valium® (5 – 10 mg)
  - ▲ Ausschwemmung ____ z.B. Lasix® (20 – 40 mg)

Merke:
- Die Gefahr der hypertonen Krise liegt in der Möglichkeit von Hirnblutungen, akutem Herzversagen (Linksherzinsuffizienz, Lungenödem), Angina pectoris und Herzinfarkt.
- Ziel der Erstbehandlung ist die Vermeidung hypertensiver Komplikationen (Angina pectoris, Lungenödem, Hirnblutung).
- Bei eingetretener Bewußtseinsstörung keine Substanzen mit hirndrucksteigernder Wirkung (z.B. Nitrolingual-Spray®) einsetzen.
- Blutdruck nicht abrupt senken: max. 50 mmHg in 30 min; nicht unter 150/100 mmHg.

RAUM FÜR PERSÖNLICHE ERGÄNZUNGEN

LUNGENEMBOLIE

- S.a. Herzinfarkt S. 83, (Links-)Herzinsuffizienz S. 85, Lungenödem S. 87
- Verschluß der Lungenschlagader oder ihrer Äste durch einen Thrombus (meist aus Becken- oder Beinvenen)

Angaben:
- Schmerz und Engegefühl im Brustkorb, plötzliche *Atemnot,* Schwindel, Angst, Hustenreiz, evtl. Bluthusten

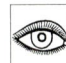
- Unruhe
- Bewußtseinsstörung bis Bewußtlosigkeit
- *Zyanose,* evtl. Blässe
- schnelle, *flache Atmung*
- evtl. gestaute Halsvenen

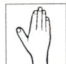
- feuchte, kühle Extremitäten
- Schweißausbruch
- Puls tachykard, evtl. Kreislaufstillstand

- Sauerstoffsättigung stark vermindert
- Blutdruckabfall

Maßnahmen RS/RA:
- Beruhigung
- Lagerung:

- Freimachen – Freihalten der Atemwege
- Sauerstoffgabe, ggf. Beatmung
- Wärmeerhaltung
- Ständige Puls-, RR- und EKG-Überwachung, Pulsoximetrie
- venöser Zugang – langsame Ringer-Laktat-Infusion

NA:
- körperliche Untersuchung
- Medikamente:
  - ▲ Sedierung _____ z.B. Valium® (5 – 10 mg)
  - ▲ Schmerzbekämpfung _ z.B. Morphin (2,5 – 5 mg)
  - ▲ Herzentlastung _____ z.B. Nitrolingual®-Spray (1 – 2 Hübe)
  - ▲ Herzkraftsteigerung ___ z.B. Dopamin (10 – 15 mg/kg KG x min)
  - Blutgerinnungs- _____ z.B. Liquemin® (5000 – 10000 I.E.)
  - hemmung z. B Aspisol® (500 mg)
  - ▲ Lysebehandlung _____ z.B. Actilyse® (100 mg)
  - ▲ ggf. Intubation und Beatmung (100% O_2), evtl. PEEP (5 cm H_2O)

Merke:
- Bei ausgeprägter Zyanose, die sich trotz einwandfreier Beatmung (100 % O_2) nicht bessert: Immer Verdacht auf Lungenembolie.
- Keine i.m.-Injektionen (bevorstehende Lysebehandlung?).

AKUTER PERIPHERER ARTERIENVERSCHLUSS

- S.a. Schlaganfall S. 53
- Verschluß einer Extremitätenarterie durch einen Embolus (z.B. aus dem Herzen). Im Bereich von Hirnarterien kommt es zum Bild des apoplektischen Insultes oder Zentralarterienverschlusses (am Auge).

Angaben:
- plötzliche *Schmerzen,* Gefühlsstörungen, Lähmungserscheinungen, Schmerzlinderung bei Tieflagerung

- evtl. Bewußtseinsstörung bis Bewußtlosigkeit
- *Blässe,* später marmoriert
- fehlende Venenfüllung bei Tieflagerung

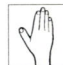
- Puls tachykard, evtl. arrhythmisch
- *Fehlen des peripheren Pulses an der betroffenen Extremität*
- Lähmungen
- kühle Haut

Maßnahmen RS/RA:
- Beruhigung
- Lagerung: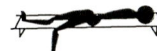

- Ruhigstellung
- Extremität umpolstern
- Wärmeerhaltung
- venöser Zugang – Ringer-Laktat-Infusion

NA:
- körperliche und neurologische Untersuchung
- Medikamente:
  - ▲ Schmerzbekämpfung z.B. Morphin (5 – 10 mg)
  - ▲ Sedierung _____ z.B. Valium® (5 – 10 mg)
  - ▲ evtl. Gerinnungs- _____ z.B. Liquemin®
    hemmung   (5000 – 10000 I.E.)
    z.B. Aspisol® (500 mg)
    z.B. HÄS 200 6 % (250 – 500 ml)

Merke:
- Kein venöser Zugang an der betroffenen Extremität.
- Während Verschlüsse von Extremitätenarterien bzw. zum Kopf führenden Gefäßen relativ leicht erkannt werden können, sind Embolien in Arterien von inneren Organen viel schwieriger zu diagnostizieren.
  (s.a. Akutes Abdomen S. 135)
- Sonderfall: Rupturierendes Aortenaneurysma (Brust- oder Bauchraum). Durch großen Blutverlust innerhalb kurzer Zeit kommt es, meist nach anfänglichem Blutdruckanstieg und unter Schmerzen, schnell zum Volumenmangelschock.

RAUM FÜR PERSÖNLICHE ERGÄNZUNGEN

AKUTER PERIPHERER VENENVERSCHLUSS

- Plötzlicher Verschluß einer Extremitätenvene durch einen Thrombus, meist Beine betroffen.

Angaben:
- plötzliche Schmerzen, *Druckgefühl*, Schmerzlinderung bei Hochlagerung

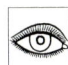
- Rötung
- Schwellung
- *Zyanose*
- pralle Venenfüllung

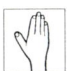
- Druckschmerzhaftigkeit
- Fußsohlendruckschmerz
- *Puls an der Extremität tastbar*
- warme Haut
- evtl. Lähmungserscheinungen

Maßnahmen RS/RA:
- Beruhigung
- Lagerung: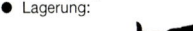

- Ruhigstellung
- Wärmeerhaltung
- venöser Zugang – Ringer-Laktat-Infusion

NA:
- körperliche Untersuchung
- Medikamente:
  - ▲ Schmerzbekämpfung — z.B. Morphin (5 – 10 mg)
    z.B. Aspisol® (500 mg)
  - ▲ Sedierung — z.B. Valium® (5 – 10 mg)
  - ▲ Blutgerinnungshemmung — z.B. Liquemin® (10000 – 15000 I.E.)

Merke: Während der Verschluß einer oberflächlichen Vene meist folgenlos bleibt, droht bei Thrombosen tiefer venöser Gefäße eine Thrombusverschleppung (Lungenembolie).

RAUM FÜR PERSÖNLICHE ERGÄNZUNGEN

NOTFÄLLE – Wasser-Elektrolyt-/Säure-Basen-Haushalt

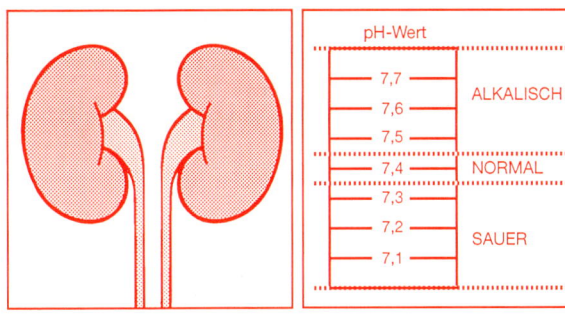

- Störungen Wasser-
  Elektrolyt-Haushalt   Seite 109
- Differentialdiagnose   Seite 111
- Störungen Säure-
  Basen-Haushalt   Seite 113
- Differentialdiagnose   Seite 115

Siehe auch:
- Erstuntersuchung   Seite 14
- Allgemeine Maßnahmen   Seite 21
- Kardiopulmonale Reanimation   Seite 33
- Koma diabetikum   Seite 59
- Hyperventilationstetanie   Seite 71
- Volumenmangelschock   Seite 93
- Krampfanfall (Kinder)   Seite 169
- Hitzeerschöpfung   Seite 207

RAUM FÜR PERSÖNLICHE ERGÄNZUNGEN

STÖRUNGEN IM WASSER-ELEKTROLYT-HAUSHALT

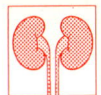

- S.a. Störungen Säure-Basen-Haushalt S. 113, Krampfanfall (Kinder) S. 169, Koma diabetikum S. 59
- Insbesondere sind Säuglinge, Kinder sowie alte Menschen gefährdet.
- Wasser- und Elektrolytmangelzustände durch:
  - Erbrechen, Durchfälle (z.B. Magen-Darm-Infektionen),
  - verstärktes Schwitzen (z.B. Hitze, Fieber),
  - Verschiebung im Körper (z.B. Darmverschluß),
  - überschießende Ausscheidung (z.B. Medikamente, Diabetes mellitus, Diabetes insipidus).

Angaben:
- Schwächegefühl, Durst, Übelkeit

- Unruhe
- evtl. Bewußtseinsstörung bis Bewußtlosigkeit
- *trockene Haut und Schleimhäute*
- fehlende Halsvenenfüllung

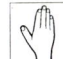
- Puls tachykard, kaum tastbar
- *herabgesetzter Hautturgor*

- evtl. Blutdruckabfall

Maßnahmen RS/RA:
- Beruhigung
- Lagerung: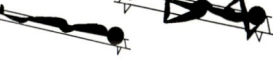

- Freimachen – Freihalten der Atemwege
- Sauerstoffgabe, ggf. Beatmung
- evtl. Elektrolytlimonade trinken lasssen
- Wärmerhaltung
- ständige Puls- und RR-Überwachung
- venöser Zugang - Ringer-Laktat-Infusion

NA:
- körperliche Untersuchung
- ggf. Volumenersatz _____ z.B. Ringer-Laktat
- Medikamente:
  ▲ Sedierung _____ z.B. Valium® (5 – 10 mg)

Merke: Anders als Flüssigkeitsmangelzustände sind akute Notfälle durch Überwässerung selten und sollten entsprechend der Ursache (z.B. Herzinsuffizienz) behandelt werden.

RAUM FÜR PERSÖNLICHE ERGÄNZUNGEN

STÖRUNGEN IM WASSER-ELEKTROLYT-HAUSHALT

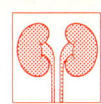

	Ursache	Blutvolumen	Elektrolyte im Serum	Hk	ZVD	Maßnahmen
Normal	–	–	* siehe unten	40 – 50	3 – 6 cm H_2O	–
Hypotone Dehydratation	z.B. Medikamente	↓	↓	↑	↓	Infusion, z.B. Ringer-Laktat
Isotone Dehydratation	z.B. Durchfall	↓	normal	↑	↓	Infusion, z.B. Ringer-Laktat
Hypertone Dehydratation	z.B. Erbrechen	↓	↑	↑	↓	Infusion, z.B. Ringer-Laktat
Hypotone Hyperhydratation	z.B. Süßwasserertrinken	↑	↓	↓	↑	Infusion, z.B. Ringer-Laktat und Diuretika, z.B. Lasix®
Isotone Hyperhydratation	z.B. Herzinsuffizienz	↑	normal	↓	↑	Diuretika, z.B. Lasix®
Hypertone Hyperhydratation	z.B. im Meer Ertrinkender	↑	↑	↓	↑	Diuretika, z.B. Lasix® und Ringer-Laktat

Hypoton: Elektrolytkonzentration erniedrigt · Isoton: Elektrolytkonzentration normal · Hyperton: Elektrolytkonzentration erhöht · Dehydratation: Wassergehalt erniedrigt · Hyperhydratation: Wassergehalt erhöht · Hk (Hämatokrit): Anteil der Blutzellen am Gesamtblut · ZVD: Zentraler Venendruck (»Venenfüllung«)

* Natrium, Kalium, Kalzium, Magnesium, Chlor.

RAUM FÜR PERSÖNLICHE ERGÄNZUNGEN

STÖRUNGEN DES SÄURE-BASEN-HAUSHALTES
Azidose

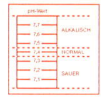

- S.a. Störungen des Wasser-Elektrolyt-Haushaltes S. 109, Kardiopulmonale Reanimation S. 33
- Azidose: Blut-pH unter 7,35

Ursachen: Atemstörung (s.S. 65), Herz-Kreislaufstörung (s.S. 73), Nierenfunktionsstörung, diabetische Entgleisung (s.S. 59) und Vergiftungen (s.S. 173).

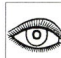

- Unruhe
- Atemnot
- Bewußtseinsstörung bis Bewußtlosigkeit
- Blässe, evtl. Zyanose
- evtl. vertiefte (Azidose-)Atmung (Kußmaulsche Atmung)
- evtl. Krämpfe
- evtl. zusätzliche Störungen im Wasser-Elektrolyt-Haushalt

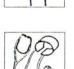

- Puls evtl. tachykard, bradykard, arrhythmisch
- Schwitzen
- evtl. Acetongeruch der Ausatemluft

- Blutdruckabfall

Maßnahmen RS/RA:
- Beruhigung
- Lagerung: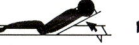

- Freimachen – Freihalten der Atemwege
- Sauerstoffgabe, ggf. Beatmung
- Wärmeerhaltung
- ständige Puls- und RR-Überwachung
- venöser Zugang – Ringer-Laktat-Infusion

NA:
- körperliche Untersuchung
- Medikamente:
  ▲ ggf. Volumenersatz ___ z.B. Ringer-Laktat (500 – 1000 ml)
  ▲ Sedierung _____ z.B. Valium® (5 – 10 mg)
  ▲ Azidoseausgleich (außerklinisch): nur bei Kreislaufstillstand

Merke: Abgesehen von der Hyperventilationstetanie und sehr seltenen Krankheitszuständen (z.B. langwieriges, massives Erbrechen bei Kleinkindern) spielen Alkalosen (Blut-pH über 7,45) in der Notfallmedizin keine Rolle.

RAUM FÜR PERSÖNLICHE ERGÄNZUNGEN

STÖRUNGEN DES SÄURE-BASEN-HAUSHALTES

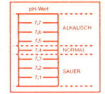

	Ursache	pH	pCO_2	BE	Maßnahmen
Normal	–	7,35 – 7,45	35 – 45	(- 3) – (+ 3)	–
Respiratorische Alkalose	z.B. Hyperventilation	normal bis ↑	↓	normal bis ↑	Atemvolumen senken
Respiratorische Azidose	z.B. Ateminsuffizienz	normal bis ↓	↑	normal bis ↓	Atemvolumen steigern
Metabolische Alkalose	z.B. Erbrechen	normal bis ↑	normal bis ↑	↑	chlorhaltige Infusion
Metabolische Azidose	z.B. Koma diabetikum, Schock	normal bis ↓	normal bis ↓	↓	Klinik: Gabe von $NaHCO_3$

pH-Wert: Säurewert (»Wasserstoff-(H)-Ionenkonzentration«)

Alkalose: Blut-pH über 7,45

Azidose: Blut-pH unter 7,35

respiratorisch: durch Atemstörung bedingt

pCO_2: Kohlendioxid-Partialdruck (»Menge«) im Blut

BE (base excess): Basenüberschuß (»alkalische Pufferreserve«)

In der Klinik: → Gezielte Korrektur der Störung (nach Laborwerten)

- *Respiratorische Störungen:*
  → Atemvolumeneinstellung (Atemzugvolumen, -frequenz)
- *Metabolische Störungen:*
  Alkalosen _____ Arginin-Hydrochlorid (Arg-HCl)
  Azidosen _____ Natriumbicarbonat ($NaHCO_3$)

Jeweils nach der Formel:
ml Bedarf = kg KG x (-BE) x 0,3, wobei initial die Hälfte des berechneten Bedarfes zugeführt wird.

SCHEMA ZUR BEURTEILUNG DER SCHWERE DER BEEINTRÄCHTIGUNG DER VITALFUNKTIONEN DURCH EINE VERLETZUNG

Revised Trauma Score (RTS)

1. Bewußtseinslage:

Augen öffnen:	spontan	4 Punkte
	auf Ansprache	3 Punkte
	auf Schmerzreiz	2 Punkte
	überhaupt nicht	1 Punkt
Worte:	spricht orientiert ⎫ Kinder: verständlich ⎭	5 Punkte
	verwirrt	4 Punkte
	einzelne Worte	3 Punkte
	unverständliche Laute ⎫ Kinder: nur Schreien ⎭	2 Punkte
	keine	1 Punkt
Bewegungen:	befolgt Anweisungen	6 Punkte
	gezielte Schmerzreaktion	5 Punkte
	ungezielte Schmerzreaktion	4 Punkte
	Beugemechanismus	3 Punkte
	Streckmechanismen	2 Punkte
	keine	1 Punkt

2. Atmung

Atemfrequenz	10 – 24 Atemzüge/min	4 Punkte
	25 – 35 Atemzüge/min	3 Punkte
	über 35 Atemzüge/min	2 Punkte
	unter 10 Atemzüge/min	1 Punkt
	Atemstillstand	0 Punkte

3. Kreislauf

Systolischer Blutdruck	über 90 mmHg	4 Punkte
	70 – 90 mmHg	3 Punkte
	50 – 70 mmHg	2 Punkte
	unter 50 mmHg	1 Punkt
	Kreislaufstillstand	0 Punkte

4. Beurteilung   Summe der erreichten Punkte

Merke: RTS < 18 Punkte: Notarztalarmierung

NOTFÄLLE – Chirurgie

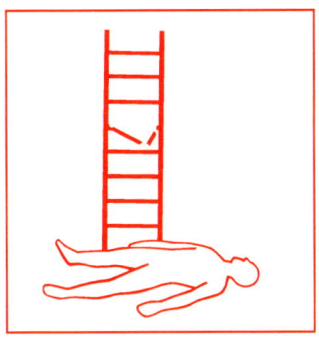

- Schema Hirnschädigung — Seite 118
- Schädel-Hirn-Trauma — Seite 119
- Blutung in das Schädelinnere — Seite 121
- Gesichtsschädel-Trauma — Seite 123
- Wirbelsäulen-Trauma — Seite 125
- Thoraxtrauma — Seite 127
- Pneumothorax — Seite 129
- Differentialdiagnose — Seite 131
- Abdominaltrauma — Seite 133
- Urologische Notfälle — Seite 134
- Akutes Abdomen — Seite 135
- Orientierung Abdomen — Seite 137
- Magen-Darm-Blutung — Seite 139
- Extremitätentrauma — Seite 141
- Polytrauma — Seite 143

Siehe auch:
- Erstuntersuchung — Seite 14
- Allgemeine Maßnahmen — Seite 21, 38
- Aspiration — Seite 67
- Volumenmangelschock — Seite 93
- Säure-Laugen-Verätzung — Seite 199
- Verbrennung — Seite 215
- Augenverletzung — Seite 224
- Stromunfall — Seite 228

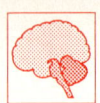

SCHEMA ZUR BEURTEILUNG DER BEWUSSTSEINSLAGE

Bewußtseinsklar: Ungestörte Wahrnehmung der Umgebung und prompte Reaktion auf äußere Reize

Bewußtseinsgetrübt: Verminderte Wahrnehmung der Umgebung, verlangsamte Reaktion, spontanes bzw. provoziertes Augenöffnen

Bewußtlos-komatös: Unerweckbar, Augen geschlossen, verminderte-aufgehobene Reaktion auf Schmerzreize

Koma-Stufe	Betroffenes Hirnareal	Reaktion auf Schmerzreize	Puppenkopf-Phänomen*	Pupillen-weite	Lichtreaktion	Cornealreflex
I	Großhirn	erhalten	erhalten	eng	erhalten	erhalten
II	Großhirn	ungezielt, Beugen	(erhalten)	mittel	(erhalten)	erhalten
III	Mittelhirn	Streckkrämpfe	erloschen	(mittel)	(erhalten)	(erhalten)
IV	Stammhirn	keine	erloschen	weit	erloschen	erloschen

Merke: * Puppenkopf-Phänomen: Blickrichtung bleibt bei passiver Drehung des Kopfes erhalten.

Entscheidend für die Beurteilung ist nicht ein einmalig festgestellter Befund, sondern die zeitliche Entwicklung von Störungen. Deshalb frühestmöglich einfache neurologische Erstuntersuchung (s.S. 15) und Dokumentation (Notfallprotokoll).

SKALA ZUR BEURTEILUNG DER PUPILLENWEITE

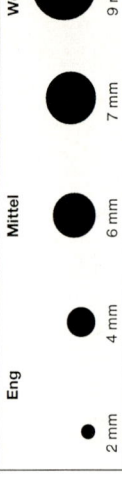

Eng — 2 mm, 4 mm
Mittel — 6 mm
Weit — 7 mm, 9 mm

SCHÄDEL-HIRN-TRAUMA (SHT)

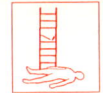

Angaben:
- Kopfschmerz, Schwindel, Erinnerungslücke, evtl. Sehstörungen und Bewegungsstörungen, Übelkeit, Unfallmechanismus.

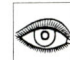
- Unruhe
- *Bewußtseinsstörungen* bis Bewußtlosigkeit
- evtl. Streck-, Beugekrämpfe
- Atemstörung bis Atemstillstand
- Pupillendifferenz, -erweiterung
- Blutung/Liquor aus Nase, Ohren und Mund

- Sprachstörungen

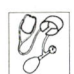
- Puls tachykard, evtl. arrhythmisch, bradykard (Druckpuls)
- evtl. Lähmungen

- Blutdruckanstieg

Maßnahmen RS/RA:
- Beruhigung
- Lagerung: RR < 80 / 60   RR > 80 / 60

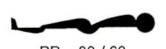 

- Freimachen – Freihalten der Atemwege
- Sauerstoffgabe, ggf. Beatmung
- Blutstillung
- sterile Wundabdeckung – Verband
- Wärmeerhaltung
- ständige Atem-, Puls- und RR-Überwachung, Pulsoximetrie venöser Zugang – langsame Ringer-Laktat-Infusion

NA:
- körperliche und neurologische Untersuchung
- großzügige Indikation zur Intubation und Beatmung
- Hyperventilation (AMV: 150 ml/kg KG)
- Medikamente:
  ▲ Schmerzbekämpfung _   z.B. Morphin (5 – 10 mg)
  ▲ Sedierung _____ z.B. Valium® (5 – 10 mg)
  ▲ Krampfdurchbrechung z.B. Valium® (29 – 40 mg)
  ▲ Blutdrucksteigerung ___ z.B. Dopamin
                           (5 – 10 mg / kg KG x min)
  ▲ Narkoseeinleitung s.S. 40

SCHWEREGRADE DES SCHÄDEL-HIRN-TRAUMAS

SHT 1. Grades (Commotio cerebri): Gehirnerschütterung,
Bewußtlosigkeit unter 15 Minuten,
keine Spätschäden

SHT 2. Grades (Contusio cerebri): Gehirnprellung,
Bewußtlosigkeit nur unter Umständen,
kaum Spätschäden

SHT 3. Grades (Compressio cerebri): Gehirnquetschung,
Bewußtlosigkeit über 24 Stunden,
Spätschäden

BLUTUNG IN DAS SCHÄDELINNERE

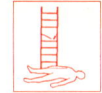

- Durch äußere Gewalteinwirkung (z.B. SHT).
- Ohne äußere Gewalteinwirkung (z.B. angeborene Gefäßmißbildung).

Angaben:
- Kopfschmerzen, Schwindel, Übelkeit

- *Bewußtseinsstörung* bis Bewußtlosigkeit (evtl. nach anfänglicher Ansprechbarkeit)
- Atemstörung bis Atemstillstand
- *Pupillenveränderungen* (weit, Seitenunterschied, keine Lichtreaktion)
- Nackensteifigkeit
- evtl. Beuge-/Streck-Krämpfe
- evtl. Einnässen

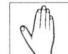
- evtl. Lähmungen
- Puls tachykard, bradykard (Druckpuls)

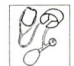
- evtl. Blutdrucksteigerung

Maßnahmen RS/RA:
- Beruhigung
- Lagerung: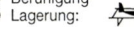

- Freimachen – Freihalten der Atemwege
- Sauerstoffgabe, ggf. Beatmung
- evtl. Wundverband
- Wärmeerhaltung
- ständige Atem-, Puls- und RR-Überwachung, Pulsoximetrie
- venöser Zugang – Ringer-Laktat-Infusion

NA:
- körperliche und neurologische Untersuchung
- evtl. Intubation und Beatmung
- Medikamente:
  ▲ Schmerzbekämpfung _ z.B. Morphin (5 – 10 mg)
  ▲ Sedierung _____ z.B. Valium® (5 – 10 mg)
  ▲ Krampfdurchbrechung z.B. Valium® (20 – 40 mg)
  ▲ Narkoseeinleitung s.S. 40

Merke:
Die Gefahr der intrakraniellen Blutung liegt in der Hirneinklemmung mit endgültigem Atem- und Herzkreislaufstillstand.

STARKE BLUTUNG AUS DER NASE

- S.a. Schädel-Hirn-Trauma S. 119, Gesichtsschädel-Trauma S. 123
- Meist Gefäßverletzung an der vorderen Nasenscheidewand.

Maßnahmen
RS/RA:
- Beruhigung
- Lagerung:

- Nasenflügel zusammendrücken (lassen)
- nasse, kalte Wickel im Nacken
- ständige Atem-, Puls- und RR-Überwachung, Pulsoxyimetrie
- venöser Zugang – Ringer-Laktat-Infusion

NA:
- körperliche Untersuchung - Blutungsstärke?
- Nasentamponade
- ggf. Volumenersatz, z.B. HÄS 200 6%
- Medikamente:
  ▲ ggf. Blutdrucksenkung _ z.B. Ebrantil® (10 – 50 mg)
  ▲ Sedierung _____ z.B. Valium® (5 – 10 mg)
- im Extremfall: Ballontamponade (Belocq)
  Blasenkatheter durch die Nase einführen, im Rachen blocken, zurückziehen

Merke:
- Kopf nicht in den Nacken wenden (lassen), sondern nach vorne oder unten, damit Blut nicht in den Rachen einlaufen kann (Aspirationsgefahr).
- Nasenbluten nicht unterschätzen.

GESICHTSSCHÄDEL-TRAUMA

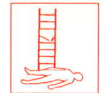

- S.a. Schädel-Hirn-Trauma S. 119, Augenverletzung S. 224
- Verletzungen von Weichteilen und Knochen im Gesichtsbereich.

Angaben:
- Schmerzen, evtl. Gefühlsstörungen, Unfallmechanismus

- evtl. Bewußtseinsstörung bis Bewußtlosigkeit
- Atemstörung
- *Verletzungen* im Stirn-, Schläfen-, Nasenbein-, Augenbereich, Mund und Kiefer
- evtl. Knochensplitter
- evtl. lockere, ausgebrochene Zähne

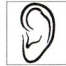
- evtl. Atemnebengeräusch

- Puls tachykard
- Blutdruckabfall

Maßnahmen RS/RA:
- Beruhigung
- Lagerung:

- Freimachen – Freihalten der Atemwege
- Sauerstoffgabe, ggf. Beatmung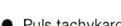
- Blutstillung
- sterile Wundabdeckung – Verband
- Wärmeerhaltung
- ständige Atem-, Puls- und RR-Überwachung, Pulsoximetrie
- venöser Zugang – Ringer-Laktat-Infusion

NA:
- großzügige Indikation zur Intubation und Beatmung (Aspirationsprophylaxe)
- ggf. Volumenersatz, z.B. HÄS 200 6% (500 – 1000 ml)
- Medikamente:
  ▲ Schmerzbekämpfung _ z.B. Morphin (5 – 10 mg)
  ▲ Sedierung _____ z.B. Valium® (5 – 10 mg)
  ▲ ggf. Narkoseeinleitung s.S. 40

Merke:
- Bei Gesichtsverletzungen *keine* Magensonde, Absaugkatheter oder Wendltubus durch die Nase einführen: Verletzungsgefahr durch Abgleiten auf einen falschen Weg (Schädelinneres).
- Intubation womöglich schwierig (Blutung).

SCHEMA ZUR LOKALISATION EINER RÜCKENMARKSSCHÄDIGUNG

Segmentale Nervenversorgung der Haut

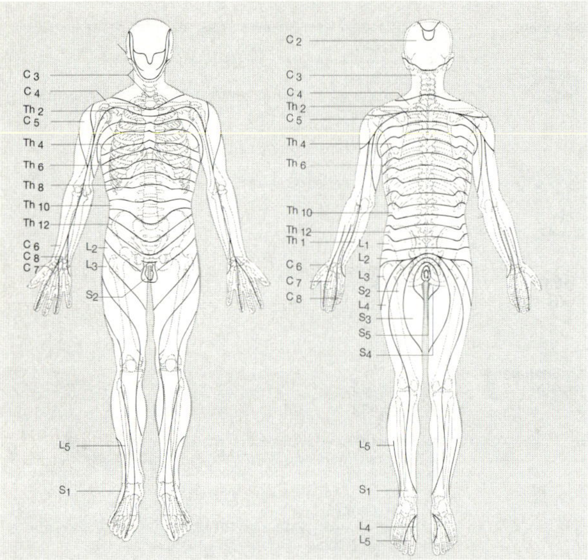

C = zervikale Segmente = Halswirbel
Th = thorakale Segmente = Brustwirbel
L = lumbale Segmente = Lendenwirbel
S = sakrale Segmente = Kreuzbein

Muskeleigenreflexe	Nervenwurzel	Leitsymptom
Bizepssehnenreflex	C5, C6	keine Beugung im Ellenbogen
Patellarsehnenreflex	L2, L3, L4	keine Streckung im Knie
Achillessehnenreflex	S1	keine Streckung im Knöchel

WIRBELSÄULEN-TRAUMA

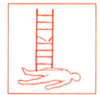

- Durch äußere Gewalteinwirkung Rückenmarksquetschung oder Durchtrennung mit unvollständigem bzw. vollständigem Querschnitt.

Angaben:
- Schmerz, Empfindungsstörungen, Ausfall der Fähigkeit zur aktiven Bewegung, meist der Beine (tiefer Querschnitt), Unfallmechanismus

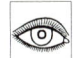
- evtl. Bewußtseinsstörung bis Bewußtlosigkeit
- unwillkürlicher Harn- und Stuhlabgang
- keine Reaktion auf Schmerzreiz, keine Abwehrbewegungen
- *Bewegungsstörungen*

- Puls tachykard, evtl. bradykard (spinaler Schock)
- schlaffe Extremitäten (Lähmung)
- Blutdruckabfall

Maßnahmen RS/RA:
- Beruhigung
- keine unnötige Umlagerung
- Freimachen – Freihalten der Atemwege (keine Kopfüberstreckung)
- Sauerstoffgabe, ggf. Beatmung
- Ruhigstellung der HWS mit exakt passender Manschette
- Umlagerung mit Schaufeltrage oder mindestens 5 Helfern auf vorgeformte Vakuummatratze
- Wärmeerhaltung
- ständige Atem-, Puls- und RR-Überwachung, Pulsoximetrie
- venöser Zugang – Ringer-Laktat-Infusion
- besonders schonender Transport (z.B. Hubschrauber)

NA:
- körperliche und neurologische Untersuchung
- ggf. Intubation und Beatmung
- ggf. Volumenersatz, z.B. HÄS 200 6% (500 – 1000 ml)
- Medikamente:
  ▲ Ödemprophylaxe _____ z.B. Solu-Decortin® H (30mg/kg KG, dann 5,4 mg/kg KG/h bzw. 2g initial, dann 350mg/h)
  ▲ Schmerzbekämpfung _ z.B. Morphin (5 – 10 mg)
  ▲ Sedierung _____ z.B. Psyquil® (5 – 10 mg)

Merke:
- Jeder Bewußtlose muß so behandelt und transportiert werden, als ob ein Wirbelsäulentrauma vorliege (Halsmanschette, Schaufeltrage).
- Bei jedem Unfallverletzten mit Nackenschmerzen und/oder neurologischen Störungen der Arme/Beine sollte die Halswirbelsäule ruhiggestellt werden.

RAUM FÜR PERSÖNLICHE ERGÄNZUNGEN

THORAXTRAUMA

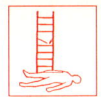

- Stumpfe (geschlossene) oder perforierende (offene) Verletzung des Thorax und seiner Organe mit (Spannungs-)Pneumothorax (s.S. 129, 131), Hämatothorax, Herzbeuteltamponade, Tracheal- oder Bronchusabriß, Aorteneinriß, Herzkontusion.

Angaben:
- Atemnot, atemabhängiger Schmerz, ggf. Herzschmerz, Unfallmechanismus

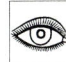
- *schnelle, flache, evtl. paradoxe Atmung*
- (Blut-)Husten
- evtl. prallgefüllte Halsvenen
- *Prellmarken, ggf. Wunde*

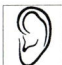
- evtl. Hautknistern
- evtl. einseitig fehlendes Atemgeräusch

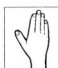
- Puls tachykard, kaum tastbar
- evtl. Herzrhythmusstörungen (Herzkontusion)
- Schmerz beim Abtasten des Thorax

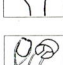
- Blutdruckabfall
- evt. Sauerstoffsättigung vermindert

Maßnahmen RS/RA:
- Beruhigung
- Lagerung:
- Freimachen – Freihalten der Atemwege
- Sauerstoffgabe, ggf. Beatmung
- Thoraxwunde locker steril abdecken
- Wärmeerhaltung
- ständige Atem-, Puls- und RR-Überwachung, Pulsoximetrie
- venöser Zugang – Ringer-Laktat-Infusion

NA:
- körperliche Untersuchung
- großzügige Indikation zur Intubation und Beatmung
- Volumenersatz, z.B. HÄS 200 6% (500 – 1000 ml)
- ggf. Pneumoraxentlastung (Pleuradrainage)
- ggf. Herzbeutelpunktion
- Medikamente:
    - ▲ Schmerzbekämpfung _ z.B. Morphin (5 – 10 mg)
    - ▲ Sedierung _____ z.B. Psyquil® (5 – 10 mg)

Merke:
- ■ Bei Brustkorbverletzungen *kein* luftdichter Verband. Gefahr: Spannungspneumothorax.
- ■ Fremdkörper in der Wunde belassen.

RAUM FÜR PERSÖNLICHE ERGÄNZUNGEN

PNEUMOTHORAX

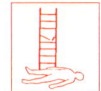

- Kollabieren eines Lungenflügels nach Verletzung der Lunge und/oder der Brustwand (z.B. Thoraxtrauma, Alveolarruptur).

Angaben:
- atemabhängige, einseitige *Brustschmerzen, Atemnot*

- Unruhe
- veränderte Atembewegungen (Seitendifferenz)
- Blässe bis Zyanose
- evtl. Abhusten von blutig-schaumigem Sekret
- Prellmarken, Verletzung

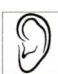
- Husten
- beim Abhören: *einseitig fehlendes Atemgeräusch*
- evtl. Hautknistern (Hautemphysem)
- Klopfschalldifferenz

- Puls tachykard
- Sauerstoffsättigung vermindert
- evtl. Blutdruckabfall

Maßnahmen RS/RA:
- Beruhigung
- Lagerung: möglichst auf *verletzte* Seite

- Freimachen – Freihalten der Atemwege
- Sauerstoffgabe, ggf. Beatmung
- Thoraxwunde locker steril abdecken
- Wärmeerhaltung
- ständige Atem-, Puls- und RR-Überwachung, Pulsoximetrie
- venöser Zugang – Ringer-Laktat-Infusion

NA:
- körperliche Untersuchung

Bei offenem Thorax: offenlassen
- Intubation und Beatmung

Bei Spannungspneumothorax:
- Punktion (z.B. Braunüle® MT) im 2. – 3. ICR, in der Medioklavikularlinie oder vorderen Axillarlinie, am Oberrand der Rippe
- Medikamente:
  ▲ Schmerzbekämpfung _ z.B. Morphin (5 – 10 mg)
  ▲ Sedierung _____ z.B. Psyquil® (5 – 10 mg)

Merke: Bei offenem Pneumothorax *kein* luftdichter Verband, da insbesondere beim beatmeten Patienten daraus ein Spannungspneumothorax entstehen kann.

RAUM FÜR PERSÖNLICHE ERGÄNZUNGEN

DIFFERENTIALDIAGNOSE: THORAXTAUMA

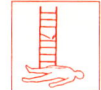

Pneumothorax		Spannungspneumothorax
Atemnot Schmerzen beim Atmen ←	**Angaben**	→ Zunahme von Schmerzen und Atemnot
Lufteintritt in den Pleuraraum von innen ← oder außen	**Ursache**	zunehmende Luftmenge → im Pleuraraum mit Kompression der Restlunge und Verschiebung des Mittelfellraumes
aufrechter Oberkörper Blässe → Zyanose evtl. Thoraxwunde ← blutiger Auswurf paradoxe Atmung	👁	unter Beatmung (100% O_2) → Zunahme der Zyanose *Halsvenenstauung*
Husten *einseitig fehlendes Atemgeräusch* ← beim Abhören evtl. Hautknistern (Hautemphysem)	👂	*einseitig fehlendes Atemgeräusch* → evtl. Hautknistern (Hautemphysem)
Puls beschleunigt ←	✋	Puls tachykard kaum tastbar → Haut kaltschweißig und feucht
Blutdruck normal bis ↓ ←	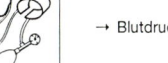	→ Blutdruck ↓↓↓
Lagerung ←	**Maßnahmen**	→ Punktion, Wundspreizung

Merke: Steigt unter Beatmung z.B. eines Thoraxverletzten der Beatmungsdruck kontinuierlich an, immer an einen Spannungspneumothorax denken.

RAUM FÜR PERSÖNLICHE ERGÄNZUNGEN

ABDOMINALTRAUMA

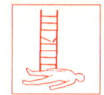

- Geschlossenes (stumpfes) Bauchtrauma, z.B. Milz-/Leberverletzung oder offenes (perforierendes) Bauchtrauma, z.B. Schuß-, Stich-, Pfählungsverletzung.

Angaben:
- Unfallmechanismus, Schmerzen, Übelkeit

- *offene Verletzung*
- Fremdkörper
- Austreten von Darmschlingen
- *Prellmarken*
- typische Abwehrspannung
- schnelle, flache Atmung
- Blässe

- Puls tachykard, kaum tastbar
- kalter Schweiß
- harte Bauchdecke (Abwehrspannung)

- Blutdruckabfall

Maßnahmen RS/RA:
- Beruhigung
- Lagerung: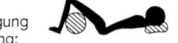
- Freimachen – Freihalten der Atemwege
- Sauerstoffgabe, ggf. Beatmung
- sterile Wundabdeckung, zusätzlich Ringpolster
- ausgetretene Darmschlingen *nicht zurückstopfen*
- evtl. eingedrungene Fremdkörper (Pfählung) belassen
- Wärmeerhaltung
- ständige Puls- und RR-Überwachung
- venöser Zugang – Ringer-Laktat-Infusion
- Vorabinformation der Klinik
- ggf. Transport mit Sondersignal

NA:
- körperliche Untersuchung
- Volumenersatz, z.B. HÄS 200 6%, ggf. Druckinfusion
- ggf. Intubation und Beatmung
- Magensonde
- Medikamente:
  - ▲ Schmerzbekämpfung _ z.B. Morphin (5 – 10 mg)
  - ▲ Sedierung _____ z.B. Psyquil® (5 – 10 mg)
  - ▲ ggf. Narkoseeinleitung s.S. 40
- Kreuzblutabnahme

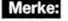 Gefahr: Große, schwer abschätzbare Blutverluste innerhalb kurzer Zeit in die freie Bauchhöhle.

UROLOGISCHE NOTFÄLLE

HARNVERHALTUNG

- S.a. Abdominaltrauma S. 133, Akutes Abdomen, Kolik S. 135

Angaben:
- Unterbauchschmerzen, Harndrang, kein Wasserlassen seit über 6 Stunden
- Abwehrspannung
- prall gefüllte Blase

Maßnahmen RS/RA:
- Beruhigung
- Lagerung:
- Sauerstoffgabe
- Wärmeerhaltung
- ständige Puls- und RR-Überwachung
- venöser Zugang – Ringer-Laktat-Infusion

NA:
- körperliche Untersuchung
- Blasenkatheter
- Medikamente:
  - ▲ Sedierung _____ z.B. Psyquil® (5 – 10 mg)
  - ▲ Schmerzbekämpfung _ z.B. Buscopan® (20 – 40 mg)
    z.B. Novalgin® (5 ml)

Merke: Katheterisierung meist schwierig (Verletzungsgefahr).

HODENSCHMERZEN

Ursachen:
- Entzündung bzw. Verdrehung des Hodens/Nebenhodens, Trauma

Angaben:
- in Unterbauch und Leiste ausstrahlende, dumpfe Schmerzen
- Rötung, Schwellung, Seitendifferenz

Maßnahmen RS/RA:
- Beruhigung
- Lagerung:
- evtl. Hochlagerung des Hodens
- Eß-, Trink- und Rauchverbot
- venöser Zugang - Ringer-Laktat-Infusion

NA:
- körperliche Untersuchung
- Medikamente:
  - ▲ Sedierung _____ z.B. Valium® (5 – 10 mg)
  - ▲ Schmerzbekämpfung _ z.B. Morphin (5 – 10 mg)

Merke:
- ■ Unterscheidung: Entzündung – Verdrehung ist oft schwierig.
- ■ Bei Hochlagerung des Hodens: typischerweise Besserung bei Entzündung; Zunahme der Schmerzen bei Verdrehung.

AKUTES ABDOMEN

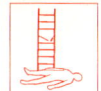

Ursachen:
- Durchbruch von Geschwüren (Magen, Darm)
- Verschluß von Blutgefäßen (Mesenterialinfarkt)
- Entzündung (Bauchspeicheldrüse, Blinddarm, Hoden)
- Einklemmung von Darmschlingen (Hernien)
- Verschlüsse in Hohlorganen, Darm (Ileus), Gallenwegen, Gallensteine
- gynäkologische Erkrankungen (Gebärmutter, Eierstöcke, Bauchhöhlenschwangerschaft)
- urologische Erkrankungen (Nierenstein, -abszeß, Harnleiterstein, Harnverhaltung)

Angaben:
- plötzliche Bauchschmerzen, Übelkeit

- Blässe
- flache, schnelle Atmung
- typische *Haltung* (gekrümmt)

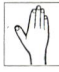
- Puls tachykard, kaum tastbar
- kalter Schweiß
- *harte Bauchdecke* (Abwehrspannung)
- Druckschmerz

- evtl. Blutdruckabfall
- evtl. Fieber

Maßnahmen RS/RA:
- Beruhigung
- Lagerung:
- Sauerstoffgabe, ggf. Beatmung
- Eß-, Trink- und Rauchverbot
- Wärmeerhaltung
- ständige Puls- und RR-Überwachung, Pulsoxymetrie
- venöser Zugang – Ringer-Laktat-Infusion

NA:
- körperliche Untersuchung
- Magensonde
- Medikamente:
  - ▲ ggf. Volumenersatz ___ z.B. HÄS 200 6% (500 – 1000 ml)
  - ▲ Kolikunterbrechung ___ z.B. Buscopan® (20 – 40 mg)
  - ▲ Sedierung _____ z.B. Valium® (5 – 10 mg)
  - ▲ Schmerzbekämpfung _ z.B. Novalgin® (3 – 5 ml)

Merke: Auch Erkrankungen außerhalb des Bauchraumes (z.B. Herzinfarkt) können das Bild des akuten Abdomens imitieren.

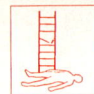

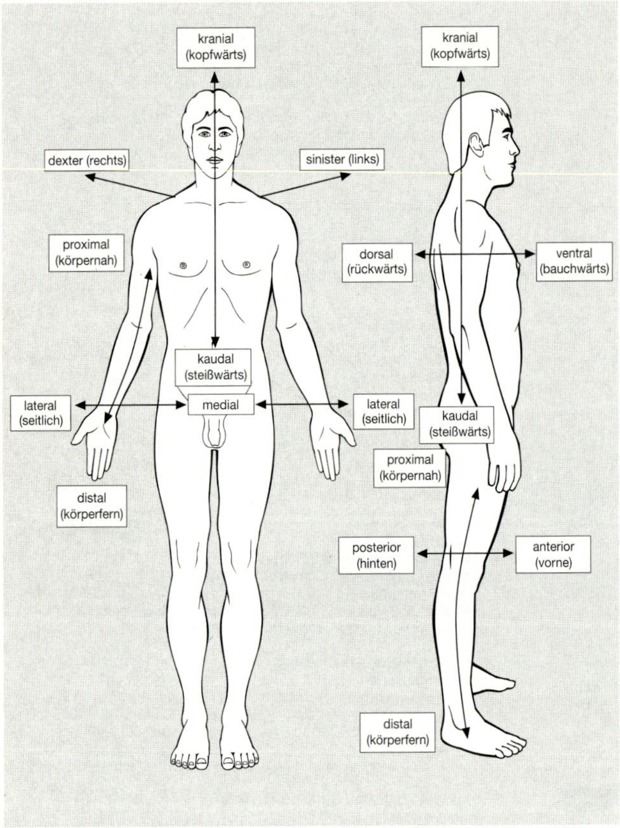

ORIENTIERUNG AM KÖRPER

ORIENTIERUNG ABDOMEN

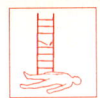

Rechter Oberbauch:
- Leber und Gallenblase
- Magenausgang
- Duodenum
- rechte Nebenniere
- Pankreaskopf
- Teil der rechten Niere
- Teil des aufsteigenden und querliegenden Dickdarms

Linker Oberbauch:
- Milz
- Teil des Magens
- Pankreasschwanz
- linke Nebenniere
- Teil der linken Niere
- Teil des querliegenden und absteigenden Dickdarms

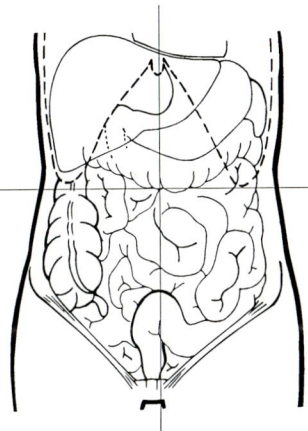

Rechter Unterbauch:
- Blinddarm und Wurmfortsatz
- Teil des aufsteigenden Dickdarms
- (volle) Blase
- rechter Eierstock
- rechter Eileiter
- Teil der Gebärmutter
- rechter Harnleiter

Linker Unterbauch:
- Teil des absteigenden Dickdarms
- (volle) Blase
- linker Eierstock
- linker Eileiter
- Teil der Gebärmutter
- linker Harnleiter

RAUM FÜR PERSÖNLICHE ERGÄNZUNGEN

AKUTE MAGEN-DARM-BLUTUNG

- Durch Oesophagus- und Magenfundusvarizen, Geschwüre (Magen, Dünndarm), Tumoren (Magen, Darm), Entzündungen (Magen), Medikamente (z.B. Rheumamittel, gerinnungshemmende Substanzen).

Angaben:
- Übelkeit, Schmerzen, Schwächegefühl, Schwindel, Atemnot, evtl. Teerstuhl

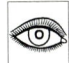
- Unruhe
- Bewußtseinsstörung bis Bewußtlosigkeit
- *Bluterbrechen* (hellrot oder kaffeesatzartig)
- evtl. Gelbsucht

- Puls tachykard, kaum tastbar

- Blutdruckabfall

Maßnahmen RS/RA:
- Beruhigung
- Lagerung: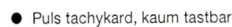

- evtl. zusätzlich Beine hochlagern
- Freimachen – Freihalten der Atemwege
- Sauerstoffgabe, ggf. Beatmung
- Wärmeerhaltung
- ständige Puls- und RR-Überwachung, Pulsoximetrie
- venöser Zugang – Ringer-Laktat-Infusion

NA:
- körperliche Untersuchung
- Volumenersatz, z.B. HÄS 200 6% (500 – 1000 ml)
- ggf. Intubation und Beatmung (Aspirationsgefahr)
- Magensonde
- Medikamente:
  ▲ Sedierung _____ Valium® (5 – 10 mg)
  ▲ Schmerzbekämpfung _ z.B. Buscopan® (20 – 40 mg)
  z.B. Novalgin® (3 – 5 ml)

Merke:
- Da der tatsächliche Blutverlust nur schwer abschätzbar ist: Frühzeitig Blutkonserven anfordern.
- Da ein großer Teil dieser Patienten (durch Blut) eine Hepatitis übertragen kann: Eigenschutz beachten (Handschuhe).

EINTEILUNG DER FRAKTUREN

- **geschlossen:** Die Haut im Frakturbereich ist unversehrt. Der Knochen hat keine Verbindung zur Außenwelt.

- **erstgradig offen** Durchspießung der Haut von innen durch ein Knochenbruchstück. Zusätzlich minimale Weichteilverletzung.

- **zweitgradig offen:** Größere Wunde und Weichteilverletzung. Zusätzlich (eventuell) Fremdkörper eingedrungen.

- **drittgradig offen:** Ausgedehnte Weichteilverletzung und Verschmutzung der Wunde. Zusätzlich (eventuell) Gefäß- und/oder Nervenverletzung.

BLUTVERLUST BEI GESCHLOSSENEN FRAKTUREN

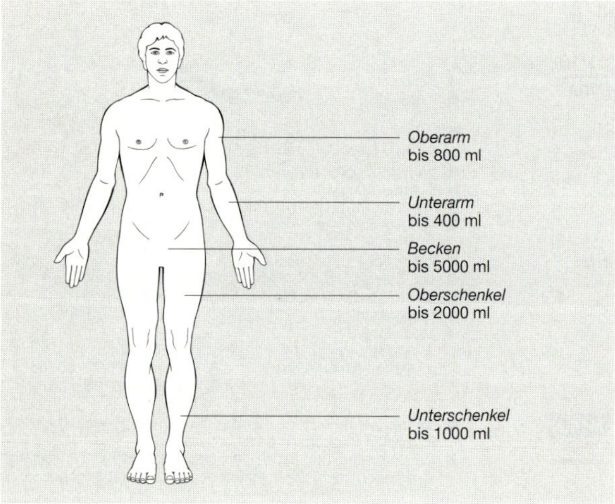

Oberarm bis 800 ml

Unterarm bis 400 ml

Becken bis 5000 ml

Oberschenkel bis 2000 ml

Unterschenkel bis 1000 ml

EXTREMITÄTENTRAUMA

- Weichteilverletzungen, Verrenkungen, Knochenbrüche (offene/geschlossene Frakturen), Gefäß- und Nervenverletzung durch äußere Gewalteinwirkung.

Angaben:
- Schmerzen, Bewegungs-, Gefühlsstörungen, Unfallmechanismus

- Schwellung, *Prellmarken*
- *Wunde,* Blutung, Knochenbruchstücke
- abnorme Lage und/oder Beweglichkeit
- evtl. Bewegungsunfähigkeit
- Amputationsverletzung

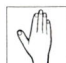
- kalte, blasse Extremitäten
- Puls tachykard, kaum tastbar
- evtl. kein Puls unterhalb der Bruchstelle

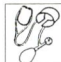
- Blutdruckabfall

Maßnahmen RS/RA:
- Beruhigung
- Lagerung:
- Blutstillung
- Freimachen – Freihalten der Atemwege
- Sauerstoffgabe, ggf. Beatmung
- Ruhigstellung der Fraktur
- Fremdkörper belassen
- sterile Wundabdeckung – Verband
- amputierte Körperteile kühlen (steril umhüllen, in wasserdichtem Beutel)
- Wärmeerhaltung
- ständige Puls- und RR-Überwachung
- venöser Zugang – Ringer-Laktat-Infusion

NA:
- körperliche Untersuchung
- ggf. Volumenersatz, z.B. HÄS 200 6% (500 – 1000 ml)
- Medikamente:
  ▲ Schmerzbekämpfung _ z.B. Morphin (5 – 10 mg)
  ▲ Sedierung _____ z.B. Psyquil® (5 – 10 mg)

Merke:
- Grobe Fehlstellungen nach geschlossenen/offenen Frakturen vorsichtig unter Längszug einigermaßen achsengerecht reponieren, ruhigstellen.
- Blutverlust bei geschlossenen Frakturen nicht unterschätzen.
- Zunahme des Oberschenkelumfanges um 2 cm: Blutverlust ca. 2 l.

PRIORITÄTEN-KONZEPT ZUR ERSTVERSORGUNG EINES POLYTRAUMATISIERTEN

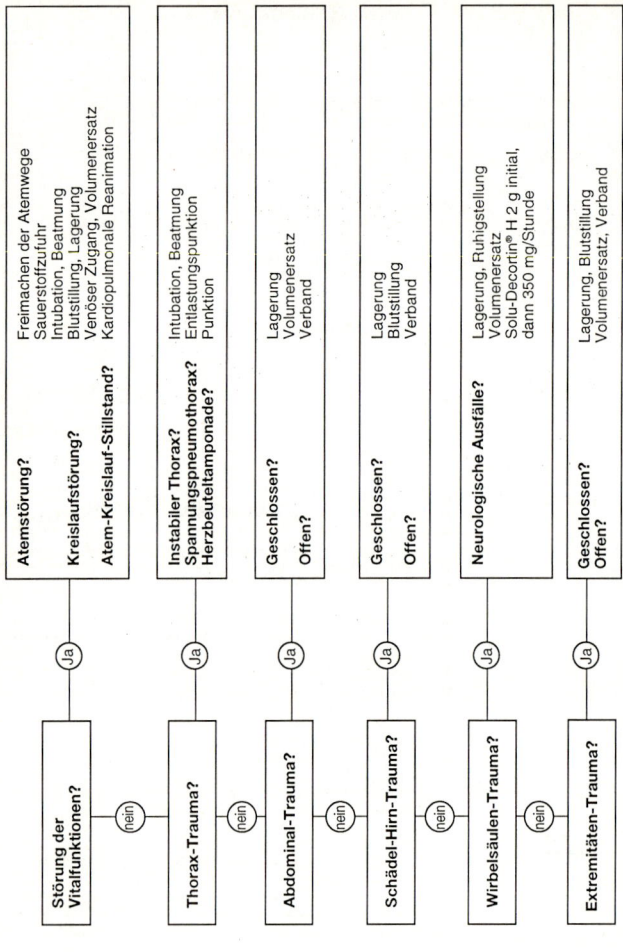

Frage	Ja → Maßnahmen
Störung der Vitalfunktionen?	**Atemstörung?** Freimachen der Atemwege, Sauerstoffzufuhr, Intubation, Beatmung **Kreislaufstörung?** Blutstillung, Lagerung, Venöser Zugang, Volumenersatz **Atem-Kreislauf-Stillstand?** Kardiopulmonale Reanimation
Thorax-Trauma?	**Instabiler Thorax?** Intubation, Beatmung **Spannungspneumothorax?** Entlastungspunktion **Herzbeuteltamponade?** Punktion
Abdominal-Trauma?	**Geschlossen?** Lagerung, Volumenersatz **Offen?** Verband
Schädel-Hirn-Trauma?	**Geschlossen?** Lagerung, Blutstillung **Offen?** Verband
Wirbelsäulen-Trauma?	**Neurologische Ausfälle?** Lagerung, Ruhigstellung, Volumenersatz, Solu-Decortin® H 2 g initial, dann 350 mg/Stunde
Extremitäten-Trauma?	**Geschlossen?** / **Offen?** Lagerung, Blutstillung, Volumenersatz, Verband

POLYTRAUMA

- Mehrfachverletzungen, die jede für sich lebensbedrohliche Störungen auslösen können, s.a. spezielle Traumen.

Angaben: ● Schmerzen, Unfallmechanismus

- Bewußtseinsstörung bis Bewußtlosigkeit
- Atemstörung bis Atemstillstand
- Anzeichen von *Schädel-Hirn-, Wirbelsäulen-, Thorax-, Abdominal- und/oder Extremitätentrauma*

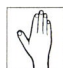
- Puls tachykard, kaum tastbar (evtl. Kreislaufstillstand)

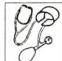
- Sauerstoffsättigung vermindert
- Blutdruckabfall

Maßnahmen RS/RA:
- Beruhigung
- Lagerung:
- Freimachen – Freihalten der Atemwege
- Sauerstoffgabe, ggf. Beatmung
- Blutstillung
- Ruhigstellung von Frakturen
- sterile Wundabdeckung – Verband
- Wärmeerhaltung
- ständige Atem-, Puls- und RR-Überwachung, Pulsoximetrie
- venöser Zugang – zügige Ringer-Laktat-Infusion

NA:
- körperliche Untersuchung
- großzügige Indikation zur Intubation und Beatmung
- Schaffung großlumiger venöser Zugänge
- Volumenersatz   z.B. HÄS 200 6% (1000 – 2500 ml)
- Medikamente:
  ▲ Schmerzbekämpfung _ z.B. Morphin (5 – 10 mg)
  ▲ Sedierung _____ z.B. Psyquil® (5 – 10 mg)
  ▲ ggf. Narkoseeinleitung _ z.B. Ketanest® (1 mg/kg KG) s.S. 40
- Kreuzblutabnahme

Merke:
- Im Vordergrund der Behandlung steht die Sicherung und Stabilisierung der Vitalfunktionen, nicht die spezielle Versorgung einzelner Verletzungen.
- Insgesamt haben Thoraxverletzungen (Atemstörungen) u. ggf. Abdominalverletzungen (Volumenmangel) Behandlungspriorität.

SPORTVERLETZUNG

Typische Verletzungsformen:
- Muskel: Prellung (Kontusion), Zerrung, Muskel(faser)riß, Muskelkrampf, Muskelkater
- Gelenk: Verstauchung (Distorsion), Verrenkung (Luxation), Gelenkfraktur
- Sehne/Band: Überdehnung, Bandeinriß, Bandabriß.

Allgemeinsymptome:
- Muskelkrampf _____ Muskel zieht sich zusammen, verhärtet, dumpfer Schmerz bei Belastung
- Muskelzerrung _____ Spannungsgefühl, zunehmender krampfartiger Schmerz
- Muskelfaserriß _____ Nadel- oder messerstichartiger Schmerz bei Belastung
- Bänderriß _____ instabiler Bandapparat, starkes Anschwellen, vergrößerte Gelenkbeweglichkeit
- Gelenkverrenkung _____ veränderte Gelenkform, heftiger Ruhe- und Bewegungsschmerz.

Maßnahmen RS/RA:
- Beruhigung
- Ruhigstellung
- Hochlagerung:

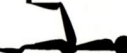

- Kältetherapie (Kältepackung, Wasser, Alkoholspray, Eisspray)
- elastischer Druckverband mit Eiskompressen (Tiefenwirkung)
- Kühlung bis in die Klinik durchführen

NA:
- körperliche Untersuchung
- Medikamente:
  ▲ Schmerzbekämpfung _ z.B. Morphin (5 – 10 mg)
  ▲ Sedierung _____ z.B. Valium® (5 – 10 mg)

Merke:
- ■ Häufig können Sportverletzungen durch ein richtiges Dehnprogramm und Aufbautraining vermieden werden.
- ■ Jeder Sporttreibende kann vom Rettungspersonal erwarten, fachgerecht versorgt zu werden.

NOTFÄLLE – Gynäkologie

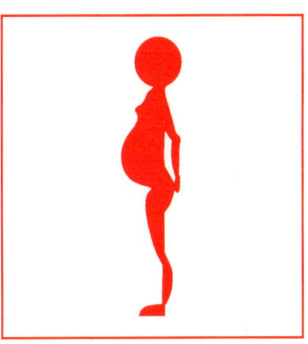

- Blutung aus der Scheide   Seite 147
- Vena-cava-Syndrom   Seite 149
- EPH-Gestose   Seite 151
- Eklampsie   Seite 153
- Bevorstehende Geburt   Seite 155
- Nabelschnurvorfall   Seite 157
- Notgeburt   Seite 159
- APGAR-Schema   Seite 161

Siehe auch:
- Erstuntersuchung   Seite 14
- Allgemeine Maßnahmen   Seite 21
- Volumenmangelschock   Seite 93
- Akutes Abdomen   Seite 135
- Neugeborenenreanimation   Seite 171

Merke: Nach Unfällen oder bei akuten Erkrankungen in der Schwangerschaft: vorrangig geburtshilfliche Abklärung. Daher: Wenn keine vitale (chirurgische) Indikation besteht: Transport in eine gynäkologisch-geburtshilfliche Abteilung.

RAUM FÜR PERSÖNLICHE ERGÄNZUNGEN

BLUTUNG AUS DER SCHEIDE

- Durch Plazentastörung (z.B. vorzeitige Lösung), Fehlgeburt (Abort), Tumor, Verletzung (kriminelles Delikt, Fremdkörper).

Angaben:
- Abgang von Blut, evtl. Gewebsteilen, Fruchtwasser, evtl. Wehenschmerzen

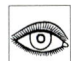
- *Blutung aus der Scheide*
- Unruhe
- evtl. Blässe, schlechte Venenfüllung
- Nagelbettprobe verzögert

- Puls tachykard
- kalter Schweiß

- evtl. Blutdruckabfall
- evtl. Temperaturanstieg

Maßnahmen RS/RA:

- Beruhigung
- Lagerung (nach Fritsch: verschränkte Beine)

- Freimachen – Freihalten der Atemwege
- Sauerstoffgabe, ggf. Beatmung
- Wärmeerhaltung
- ständige Puls- und RR-Überwachung
- venöser Zugang – Ringer-Laktat-Infusion
- schonender Transport
- evtl. ausgestoßene Teile mit in die Klinik bringen

NA:
- körperliche Untersuchung
- ggf. Volumenersatz, z.B. HÄS 200 6% (500 – 1000 ml)
- Medikamente:
  - ▲ Sedierung _____ z.B. Valium® (5 – 10 mg)
  - ▲ Schmerzbekämpfung _ z.B. Buscopan® (20 – 40 mg)
  - ▲ Wehenhemmung _____ z.B. Berotec® 200 Spray (5 Hübe)

Merke:
- ■ Aus jeder gynäkologischen Blutung kann sich ein Volumenmangelschock entwickeln.
- ■ Zusätzlich muß in Betracht gezogen werden, daß im Uterus größere Blutmengen vorhanden sein können, die Blutung nach außen also nur die Spitze des Eisbergs darstellt.
- ■ Bei drohendem oder inkomplettem Abort kann eine vital bedrohliche Blutung durch Syntocinon® (10 I.E.) i.v. behandelt werden.

RAUM FÜR PERSÖNLICHE ERGÄNZUNGEN

VENA-CAVA-KOMPRESSIONSSYNDROM

- Schockzustand (in der Schwangerschaft) durch Druck der Gebärmutter auf die untere Hohlvene (Vena cava inf.) mit Behinderung des venösen Rückstromes zum Herzen.

Angaben:
- Schwindel, Schwächegefühl, Übelkeit

- *Bewußtseinsstörung* bis Bewußtlosigkeit
- Blässe bis Zyanose
- Halsvenen nicht sichtbar

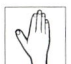
- *Puls tachykard, kaum tastbar*
- kalter Schweiß
- kühle Extremitäten
- Nagelbettprobe verzögert

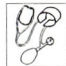
- Blutdruckabfall

Maßnahmen RS/RA:
- Beruhigung
- Lagerung (linke Seite)

- Sauerstoffgabe
- Wärmeerhaltung
- ständige Puls- und RR-Überwachung, Pulsoximetrie
- venöser Zugang – Ringer-Laktat-Infusion
- schonender Transport

NA:
- körperliche Untersuchung
- *selten:* Volumenersatz, z.B. HÄS 200 6% (500 ml)

Merke:
- ■ Präziser als die allgemein verbreitete Bezeichnung Vena-Cava-Kompressionssyndrom ist der Name: aortokavales Kompressionssyndrom.
- ■ Auch wenn sich der *Zustand nach Linksseitenlagerung* normalisiert, sollte unbedingt eine geburtshilfliche Abklärung erfolgen (Schädigung des Feten?).

RAUM FÜR PERSÖNLICHE ERGÄNZUNGEN

EPH-GESTOSE
(Präeklampsie)

- E = Edema = Ödeme
- P = Proteinuria = Eiweiß im Urin
- H = Hypertension = Hoher Blutdruck
- Am Ende der Schwangerschaft plötzliches Auftreten von Ödemen, Hypertonie und Eiweiß im Urin.

Angaben:
- Kopfschmerzen, Übelkeit, Bauchschmerzen,
- Augenflimmern

- Unruhe
- geschwollene Beine

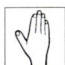
- Puls tachykard
- *Ödeme*

- *Blutdruck erhöht*
- Eiweiß im Urin

Maßnahmen RS/RA:
- Beruhigung
- Lagerung (linke Seite)

- Sauerstoffgabe, evtl. Beatmung
- venöser Zugang – Ringer-Laktat-Infusion
- Wärmeerhaltung
- ständige Puls- und RR-Überwachung, Pulsoximetrie
- ruhige Atmosphäre schaffen
- schonender Transport, *ohne* Sondersignal

NA:
- körperliche Untersuchung
- Medikamente:
  - ▲ Sedierung _____ z.B. Valium® (5 – 10 mg)
  - ▲ Blutdrucksenkung _____ z.B. Ebrantil® (10 – 50 mg)
  - ▲ Ausschwemmung _____ z.B. Lasix® (10 – 40 mg)

Merke:
- ■ Aus einer EPH-Gestose kann sich jederzeit ein eklamptischer Anfall entwickeln (s.S. 153).
- ■ Vorsichtige Blutdrucksenkung (max. 50 mmHg in 30 min; nicht unter 150/100 mmHg).
- ■ Informationen im Mutterpaß beachten.

RAUM FÜR PERSÖNLICHE ERGÄNZUNGEN

EKLAMPSIE

- S.a. EPH-Gestose S. 151
- Plötzlich einsetzender Krampfanfall im Verlauf der (Spät-)Schwangerschaft in Verbindung mit Ödemen und Hypertonie (EPH-Gestose).
  Akute Lebensgefahr für Mutter und Kind.

Vorzeichen:
- Unruhe, Kopfschmerzen, Augenflimmern
- Ohrensausen
- Übelkeit, Erbrechen
- Bauchschmerzen
- Ödeme

- *tonisch-klonische Krämpfe* (wie epileptischer Anfall)
- Bewußtlosigkeit
- Atmung unregelmäßig, evtl. Atemstillstand

- Puls tachykard, gut tastbar
- *Blutdruck erhöht*

Maßnahmen RS/RA:
- Beruhigung
- Lagerung (linke Seite):
- Freimachen – Freihalten der Atemwege
- Sauerstoffgabe, ggf. Beatmung
- Schutz vor Verletzungen
- Reizabschirmung, evtl. Verdunkelung
- venöser Zugang – langsame Ringer-Laktat-Infusion
- Wärmeerhaltung
- ständige Puls- und RR-Überwachung, Pulsoximetrie
- schonender Transport (ohne Sondersignal)

NA:
- körperliche Untersuchung
- ggf. Intubation und Beatmung
- Medikamente:
  - ▲ Sedierung _____ z.B. Valium® (5 – 10 mg)
    z.B. Magnesium-Sulfat (1 – 2 g)
  - ▲ Krampfdurchbrechung _ z.B. Valium® (20 – 40 mg)
  - ▲ evtl. Narkoseeinleitung _ z.B. Trapanal®, s.S. 40
  - ▲ Ausschwemmung _____ z.B. Lasix® (10 – 40 mg)

Merke: Licht- und akustische Reize können jederzeit einen (weiteren) Anfall auslösen.

RAUM FÜR PERSÖNLICHE ERGÄNZUNGEN

BEVORSTEHENDE GEBURT

- Eröffnungsperiode – Eröffnung des Muttermundes

Angaben:
- Fortgeschrittene *Schwangerschaft*, regelmäßige *Wehen alle 5 – 10 Minuten*, Dauer ca. 30 – 60 Sekunden

- Abgang von Blut/Schleim/Fruchtwasser

Maßnahmen RS/RA/NA:
- Beruhigung
- Patientin darf nicht umherlaufen
- Lagerung:
- Inspektion des Genitales
- sterile Vorlage
- venöser Zugang – Ringer-Laktat-Infusion
- evtl. Wehenhemmung, z.B. Berotec® 200 Spray (5 Hübe)
- Wärmeerhaltung
- ständig Puls- und RR-Überwachung, Pulsoximetrie
- Voranmeldung in der Klinik
- schonender Transport

Merke:
- ■ Folgende Angaben sind aus dem Mutterpaß zu entnehmen:
  - Erst- oder Mehrgebärende
  - voraussichtlicher Geburtstermin
  - Schwangerschaftsverlauf
  - zu erwartende Komplikationen
  - Wenn bereits der kindliche Kopf (Haare) in der Scheide sichtbar ist bzw. Wehen alle 2 min erfolgen, steht die Geburt unmittelbar bevor (keine Wehenhemmung).
- ■ Vor Beginn des Transportes sollte das Notgeburtsbesteck bereitgelegt werden:
  - sterile Unterlage
  - sterile Handschuhe } Dammschutz
  - sterile Kompressen
  - sterile Schere } Abnabelung
  - sterile Nabelklemmen
  - dünne Einmalabsauger
  - Wärmeschutzfolie
  - sowie die für die Neugeborenenreanimation benötigten Gegenstände.

RAUM FÜR PERSÖNLICHE ERGÄNZUNGEN

NABELSCHNURVORFALL

- Nach Abgang von Fruchtwasser Vorfall der Nabelschnur, welche dann durch den tiefertretenden Kopf abgedrückt werden kann. Dadurch akute Minderversorgung des Kindes.

Angaben:
- Fortgeschrittene *Schwangerschaft*, evtl. Wehen, Abgang von Blut/Schleim/*Fruchtwasser*

- evtl. aus dem Muttermund heraushängende Nabelschnur

Maßnahmen RS/RA/NA:
- Beruhigung
- Lagerung:
- vaginales Hochdrücken des Kopfes (Notarzt)
- Wehenhemmung mit Berotec® 200 Spray (5 Hübe)
- venöser Zugang – Ringer-Laktat-Infusion
- Wärmeerhaltung
- zügiger Transport

Merke: Die Gefahr des Nabelschnurvorfalles besteht besonders bei herumlaufenden Patientinnen nach erfolgtem Blasensprung. Daher Schwangere stets liegend (Linksseitenlagerung) transportieren.

INTRAUTERINE REANIMATION

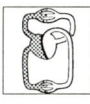

- Nach Abgang von grünem Fruchtwasser, wenn die Geburt noch nicht weit in Gang gekommen ist.

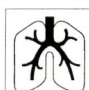

Maßnahmen RS/RA/NA:
- linksseitige Beckenhochlagerung
- Sauerstoffgabe
- Berotec® 200 Spray (3 Hübe, ggf. wiederholen)
- venöser Zugang – Ringer-Laktat-Infusion
- Hochschieben des vorangehenden Kindsteils

RAUM FÜR PERSÖNLICHE ERGÄNZUNGEN

NOTGEBURT

- S.a. Neugeborenenreanimation S. 171

Angaben:
- alle 2 Minuten Wehen, Dauer 60 – 90 Sekunden
- kindlicher Kopf in der Scheide sichtbar

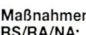

Maßnahmen RS/RA/NA:
- Beruhigung (aller Anwesenden)
- ggf. Verständigung eines Geburtshelfers
- Lagerung:

- sterile Unterlage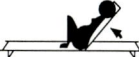
- zur Unterstützung beim Pressen Kopf anheben, Kinn auf die Brust
- Dammschutz
- erst obere, dann untere Schulter entwickeln
- Kind seitlich auf den Bauch der Mutter legen
- Absaugen (Mund, Rachen, zuletzt Nase)
- Sauerstoffgabe, ggf. Beatmung
- Abnabeln (2 Klemmen: Handbreit vom Nabel, mit (steriler) Schere zwischen den Klemmen Nabelschnur durchschneiden)
- Kind abtrocknen
- APGAR bestimmen (s.S. 161)
- Wärmeschutz (Folie)
- Mutter: Fritsch-Lagerung
- Nachgeburt mit in die Klinik bringen
- schonender Transport
- Gratulieren nicht vergessen

Merke: Geburtszeitpunkt festhalten.

RAUM FÜR PERSÖNLICHE ERGÄNZUNGEN

APGAR-SCHEMA

– zur Beurteilung von Neugeborenen

Punkte	0	1	2
A **Atmung**	keine	unregelmäßig Kräftig	regelmäßig
P **Puls**	kein	unter 100/min	über 100/min
G **Grundtonus**	schlaff	träge Bewegungen	Spontan-bewegungen
A **Aussehen**	blau oder blaß	stamm rosig Extremitäten blau	ganz rosig
R **Reflexe**	keine	Grimassen	Schreien, Husten, Niesen

Bewertung: Nach 1/5/10 Minuten

             10 – 7 Punkte   =   (sehr) gut *(lebensfrisch)*
                                →   Wärmeerhaltung, Überwachung

             6 – 4 Punkte   =   (mittel-)schwere *Störung*
                                →   Sauerstoffgabe, ggf. Beatmung, erneutes Absaugen, Wärmeerhaltung, Überwachung

             unter 4 Punkte   =   schwerste Störung *(Asphyxie)*
                                →   Reanimation s.S. 171

Merke: Ständige Überwachung (Atmung, Herzaktion) durch Stethoskop, welches im Bereich der linken Brustwarze des Kindes aufgeklebt wird.

RAUM FÜR PERSÖNLICHE ERGÄNZUNGEN

NOTFÄLLE – KINDER

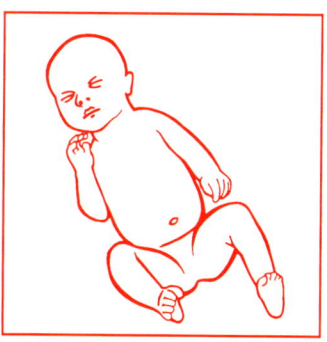

- Normalwerte   Seite 165
- Differentialdiagnose   Seite 166
- Atemnot   Seite 167
- Krampfanfall   Seite 169
- Reanimation   Seite 171
- Polytrauma   Seite 172

Siehe auch:
- Erstuntersuchung   Seite 14
- Allgemeine Maßnahmen   Seite 21
- Kardiopulmonale Reanimation   Seite 33
- Unklare Bewußtlosigkeit   Seite 51
- Wasser-Elektrolyt-Haushalt   Seite 107
- Notgeburt   Seite 159
- APGAR-Schema   Seite 161
- Vergiftungen   Seite 173

 Merke: Ein Kind ist kein kleiner Erwachsener.

MEDIKAMENTEN-DOSIERUNGEN: RICHTWERTE KINDER

Alter (Jahre)	Gewicht (kg)	Defi-brillation (J = Wsec)	Supra-renin® 1+9 verd. (ml) = 0,1 mg/ml	NaHCO₃ 8,4% 1+1 verd. (ml) = 4,2%	Morphin 1+9 verd. (ml) = 1 mg/ml	Valium MM® (ml) = 5 mg/ml	Glucose 50% (ml) = 0,5 g/ml	Infusion RL (ml/Std.)
Neugeb.	4	10	0,4	4	0,4	0,25	4	20 – 60
1/2	7	15	0,7	7	0,7	0,45	7	35 – 100
1	10	20	1,0	10	1,0	0,6	10	50 – 150
2	12	25	1,2	12	1,2	0,75	12	60 – 180
4	16	30	1,6	16	1,6	1,0	16	80 – 240
6	20	40	2,0	20	2,0	1,2	20	100 – 300
9	30	60	3,0	30	3,0	1,8	30	150 – 450
14	50	100	5,0	50	5,0		50	250 – 750

Die angegebenen Richtwerte können nur zur Orientierung dienen.
Die tatsächliche Dosierung ist jeweils den aktuellen Bedingungen entsprechend zu wählen.

Merke:

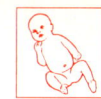

»NORMALWERTE« KINDER

Alter (Jahre)	Größe (cm)	Gewicht (kg)	Atem-frequenz (pro min)	Atemzug-volumen (ml)	Tubusgröße (mm)	Puls (pro min)	Blutdruck (mmHg)
Neugeb.	50	4	40	40	3,0	140	60/40
1/2	70	7	35	50	3,5	130	80/50
1	80	10	30	80	4,0	120	90/55
2	90	12	26	100	4,5	110	95/60
4	100	16	24	150	5,0	100	100/60
6	120	20	20	200	5,5	95	105/60
9	140	30	16	300	6,0	90	110/65
14	155	50	12	400	6,5	80	120/70

Merke: Eine solche Tabelle kann selbstverständlich nur Anhaltswerte liefern. Die Maßnahmen (z.B. Beatmung) sind jeweils den tatsächlichen Verhältnissen anzupassen.

DIFFERENTIALDIAGNOSE: ATEMNOT

Pseudo-Krupp		Epiglottitis
Viren ←	**Ursache**	→ Bakterien
inspiratorisch Stridor + Einziehen ←	**Atemgeräusch**	→ inspiratorisch Stridor + Einziehen
befriedigend ←	**Allgemeinzustand**	→ schwer krank
langsam ←	**Beginn**	→ schnell
liegend ←	**Haltung im Bett**	→ sitzend nach vorn gebeugt
heiser bis aphonisch ←	**Stimme**	→ kloßig, nicht heiser
bellend ←	**Husten**	→ keiner
keine Beschwerden ←	**Schlucken**	→ Beschwerden
normal ←	**Speichelfluß**	→ verstärkt
entzündliche Schwellung unterhalb des Kehlkopfes ←	**Lokalbefund**	→ Schwellung des Kehldeckels
in 1% der Fälle ←	**Intubation erforderlich**	→ in 50% – 85% der Fälle
mäßig ←	**Atemnot**	→ deutlich
mäßig ←	**Fieber**	→ hoch

ATEMNOT

- Infektion der oberen Luftwege,
  z.B. (Pseudo-)Krupp-Syndrom, Epiglottitis, Laryngitis, Bronchitis.
  Innerhalb von Stunden sich entwickelndes Krankheitsbild.
- Fremdkörper, z.B. Spielzeug, Nahrungsmittel

Angaben:
- der Eltern: Atemnot, Unruhe, Schwäche, Trinkunlust

- evtl. Bewußtseinsstörung
- *grau-fahles Aussehen, evtl. Zyanose*
- schnelle, flache Atmung
- evtl. inverse Atmung, Nasenflügeln, Brustkorbeinziehungen

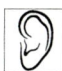
- Husten – Heiserkeit
- ziehendes (Ein-)Atemgeräusch (Stridor)

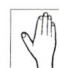
- Puls tachykard

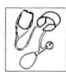
- Sauerstoffsättigung vermindert
- evtl. Fieber

Maßnahmen RS/RA:
- Beruhigung
- Freimachen – Freihalten der Atemwege
- Sauerstoffgabe, ggf. Beatmung
- offenes Fenster, kühle Luft
- ständige Atem-, Pulsüberwachung, Pulsoximetrie

NA:
- körperliche Untersuchung
- ggf. Fremdkörper entfernen (Magillzange)
- ggf. Intubation (schwierig), kleinen Tubus wählen
- venöser Zugang – Ringer-Laktat-Infusion
- Medikamente:
  ▲ Sedierung _____ z.B. Valium® (0,2 – 0,3 mg/kg KG) bzw. Diazepam rektal (5 mg/10 kg KG)
  ▲ Entzündungshemmung z.B. Solu-Decortin® H (5 mg/kg KG)
  ▲ Bronchialerweiterung _ z.B. Euphyllin® (5 mg/kg KG in 100-ml-Infusion)
  ▲ evtl. Fiebersenkung ___ z.B. ben-u-ron® Supp. (125 – 500 mg)
- Transport mit Notarzt.

SÄUGLINGS-FIEBER-TOXIKOSE

- Durch bakterielle und virale Darminfektionen, evtl. Medikamentenunverträglichkeiten bedingte Flüssigkeitsverluste. Bei Gewichtsverlusten (= Flüssigkeitsverlusten) über 10% des Körpergewichtes: Akute Schockgefahr.

Angaben:
- Erbrechen, Durchfall, allgemeine Schwäche, Trinkunlust
- meist Kinder im ersten und zweiten Lebensjahr betroffen

- Unruhe, Erregung, evtl. Krämpfe
- Bewußtseinstrübung bis Bewußtlosigkeit
- tiefliegende, weit offene (halonierte) Augen
- Blässe, evtl. Zyanose
- Zentralisation
- schnelle, flache Atmung
- trockene, welke, marmorierte Haut
- stehende Hautfalten
- eingesunkene Fontanelle

- schneller, flacher Puls
- Fieber

Maßnahmen RS/RA:
- Beruhigung
- Lagerung:

- Freimachen – Freihalten der Atemwege
- Sauerstoffgabe, ggf. Beatmung (Kindermaske)
- Kleidung öffnen, bei Fieber z.B. kalte Wadenwickel
- Infusion vorbereiten, z.B. Ringer-Laktat mit Glukosezusatz
- ständige Atem-, Pulsüberwachung, Pulsoximetrie

NA:
- körperliche und neurologische Untersuchung
- Blutzuckerteststreifen
- venöser Zugang – Ringer-Laktat-Infusion (10 – 20 ml Glukose 50% je 500 ml Lösung)
- Medikamente:
  - ▲ Sedierung _____ z.B. Valium® (0,2 – 0,3 mg/kg KG)
  - ▲ Hypoglykämie _____ z.B. Glukose 50% (1 – 1,5 ml/kg KG)
  - ▲ Exsikkose _____ z.B. Ringer-Laktat, ggf. Volumenersatz (anfangs 10 – 20 ml/kg KG/h)
  - ▲ Fiebersenkung _____ z.B. ben-u-ron® Supp. (125 – 500 mg)

AKUTER KRAMPFANFALL

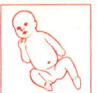

- Vieldeutiges Krankheitszeichen bei Fieber, Flüssigkeitsmangel, Entzündung (Hirnhaut, Gehirn), Vergiftung, Stoffwechselstörung, Epilepsie und Tumor.

Angaben:
- zunächst tonische, später *klonische Krämpfe*

- Bewußtseinsstörung bis Bewußtlosigkeit (evtl. bereits Nachschlaf)
- grau-fahles Aussehen, evtl. Zyanose
- evtl. Hautturgor herabgesetzt (»stehende Hautfalten«)

- Puls tachykard
- evtl. Sauerstoffsättigung vermindert
- evtl. Fieber
- evtl. Hypoglykämie

Maßnahmen RS/RA:
- Beruhigung
- Lagerung: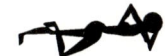

- Freimachen – Freihalten der Atemwege
- Sauerstoffgabe, ggf. Beatmung (Kindermaske)
- Schutz vor Verletzung
- Infusion vorbereiten (z.B. Ringer-Laktat)
- Wärmeerhaltung
- ständige Atem-, Pulsüberwachung, Pulsoximetrie

NA:
- körperliche und neurologische Untersuchung
- venöser Zugang – Ringer-Laktat-Infusion
- Blutzuckerteststreifen
- ggf. Narkoseeinleitung, Intubation, Beatmung
- Medikamente:
  - ▲ Krampfdurchbrechung — z.B. Valium® (0,3 – 0,5 mg/kg KG)
  - ▲ Status epilepticus — z.B. Trapanal® (3 – 5 mg/kg KG)
  - ▲ Hypoglykämie — z.B. Glukose 50% (1 ml/kg KG)
  - ▲ Exsikkose — z.B. Ringer-Laktat (Anfangs: 10 – 20 ml/kg KG/h)
  - ▲ Fiebersenkung — z.B. ben-u-ron® Supp. (125 – 500 mg)

Merke:
- ■ Bei Kindern mit Krampfanfall oder Bewußtlosigkeit immer an eine Vergiftung denken.
- ■ Wichtig ist auch das Befragen der Angehörigen nach früheren, ähnlichen Ereignissen.
- ■ Ist kein venöser Zugang anzulegen, kann hilfsweise Diazepam rektal (5 mg/10 kg KG) gegeben werden.

RAUM FÜR PERSÖNLICHE ERGÄNZUNGEN

REANIMATION VON NEUGEBORENEN UND KLEINKINDERN

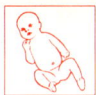

- Ältere Kinder werden entsprechend den Richtlinien für Erwachsene behandelt (s.S. 34).

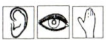

- *Atemstillstand*
- *Kreislaufstillstand*

Maßnahmen RS/RA:

- Lagerung:

- Freimachen – *Freihalten der Atemwege*, z.B. Absaugen,
- vorsichtiges, mäßiges Überstrecken des Kopfes (kindliche Anatomie), Schnüffelstellung
- *Beatmung:* Mund zu Mund *und* Nase, Kindermaske-Beutel, Sauerstoffzusatz; Beatmungsvolumen, -druck, -frequenz: Anhaltswerte s.S. 165
- *Herzdruckmassage* (wenn Puls unter 80/min)
  - Bei *Neugeborenen:* mit 2 Fingern ca. 120mal pro Minute ca. 1,5 cm eindrücken.
  - Bei *Kleinkindern:* mit einer Hand ca. 100mal pro Minute ca. 2,5 cm eindrücken
- Wirkungskontrolle alle 2 – 3 Minuten (Pulstastung an der Oberarmschlagader)
- Wärmeerhaltung

NA:

- *Intubation:* Bei Neugeborenen mit geradem (Foregger-) Spatel, Tubusgröße s.S. 28, Anhaltswert: ca. Kleinfingerdurchmesser des Kindes. Nach Lagekontrolle Tubus kürzen (Totraumverkleinerung).
- *Medikamente:*

Suprarenin® (i.v. od. über Tubus)	1 + 9 verdünnen	ca. 0,01 mg/kg KG (= 0,1 ml)
evtl. Natriumbikarbonat 8,4 %	1 + 1 verdünnen	ca. 1 mval/kg KG (= 1 ml)

etwa nach 5 Minuten wiederholen
- *Defibrillation:* kleine Elektroden verwenden (2 J/kg KG), evtl. Steigerung (max. 4 J/kg KG)
- *Flüssigkeitsersatz* (etwa 5 ml/kg KG und Stunde)
- *evtl. Glukosezufuhr:* Glukose 50% (1 ml/kg KG)

Merke:

- Kinder überstehen O_2-Mangelzustände wesentlich besser als Erwachsene. Deshalb in jedem Fall Reanimation beginnen.
- Die Wiederherstellung einer ausreichenden Atmung ist die entscheidende Maßnahme bei der Reanimation Neugeborener und kleiner Kinder.

ERSTVERSORGUNG DES SCHWERVERLETZTEN KINDES

- Gleichzeitiges Vorliegen mehrerer Verletzungen, die ggf. jede für sich oder gemeinsam eine akute vitale Bedrohung darstellen.
  Intubation, Beatmung s.a. S. 25 ff.

Angaben:
- Schmerzen, Unfallmechanismus

- Bewußtseinsstörung bis Bewußtlosigkeit
- Atemstörung bis Atemstillstand
- Anzeichen von Schädel-Hirn-, Wirbelsäulen-, Thorax-, Abdominal- und/oder Extremitätentrauma

- Puls tachykard, kaum tastbar
- Sauerstoffsättigung vermindert
- Blutdruckabfall

Maßnahmen RS/RA:
- Beruhigung
- Lagerung:

- Freimachen – Freihalten der Atemwege
- Sauerstoffgabe, ggf. Beatmung:
  100% Sauerstoff, AMV: 150 ml/kg KG
- Blutstillung
- Ruhigstellung von Frakturen
- Sterile Wundabdeckung - Verband
- Wärmeerhaltung
- Ständige Atem-, Puls- und RR-Überwachung, Pulsoxymetrie

NA:
- venöser Zugang – zügige Ringer-Laktat-Infusion (10 ml/kg KG/h, z.B. 50 – 250 ml/h)
- Volumenersatz z.B. HÄS 200 6% (10ml/kg KG, 50 – 250 ml)
- Medikamente:
  - ▲ Schmerzbekämpfung _ z.B. Ketanest® (0,5 mg/kg KG, 5 – 20 mg)
  - ▲ Sedierung _____ z.B. Valium® MM (0,5 mg/kg KG, 2 – 5 mg)
  - ▲ ggf. Narkoseeinleitung _ z.B. Ketanest® (1 mg/kg KG)

Merke:
- ■ Auch schwerste Verletzungen nicht übersehen. Deshalb genau auf Prellmarken achten und kontinuierliche Überwachung von
  - Bewußtseinslage (Ansprechbarkeit, Pupillen, Spontanmotorik)
  - Atmung (Atembewegungen ausreichend und seitengleich, keine Zyanose, Pulsoximetrie)
  - Kreislauf (periphere Zirkulation, Tastbarkeit des Radialis- bzw. Femoralispulses)

NOTFÄLLE – VERGIFTUNGEN

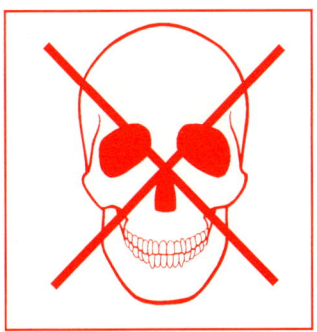

- Kohlenmonoxid — Seite 175
- Kohlendioxid — Seite 177
- Reizgas — Seite 179
- Alkohol — Seite 181
- Methanol — Seite 183
- Medikamente — Seite 185
- Atropin — Seite 187
- Opioide — Seite 189
- Alkylphosphat — Seite 191
- Blausäure — Seite 193
- Kohlenwasserstoff — Seite 195
- Schaumbildner — Seite 197
- Säuren-Laugen-Verätzung — Seite 199
- Lebensmittel-Pilzvergiftung — Seite 201

Siehe auch:
- Erstuntersuchung — Seite 14
- Allgemeine Maßnahmen — Seite 41
- Antidota — Seite 44
- Gegengiftpaket — Seite 275

- Unabhängig von der Ursache der Vergiftung hat die Sicherstellung der Vitalfunktionen absoluten Vorrang vor spezifischen Maßnahmen.
- Bundeseinheitlicher Notruf der Vergifutngszentralen (z.Zt. im Aufbau): Ortsvorwahl - 192 40

CHEMISCHE STOFFE

Eine Vielzahl chemischer Stoffe kann im Haushalt und am Arbeitsplatz akute Vergiftungsnotfälle verursachen.

Beispielhaft seien eine Reihe von Gefahrstoffen genannt, die giftig, gesundheitsschädlich, ätzend, reizend, explosiv, brandfördernd, entzündlich, krebserregend, frucht-schädigend und/oder erbgutverändernd sein können.

- Säuren, Laugen   Seite   199
- Ammoniak   Seite   179
- Benzin   Seite   195
- Tri-, Perchlorethylen   Seite   179
- Zyanide   Seite   193
- Chlor, nitrose Gase   Seite   179

Schwermetallvergiftungen haben wegen der speziellen Bedingungen (protrahierter Verlauf, Antidota) gegenüber den vorgenannten Vergiftungen in der Notfallmedizin eine nur untergeordnete Bedeutung.

KOHLENMONOXIDVERGIFTUNG

- Über Atemwege: bei Bränden, Motorabgase, als Leuchtgas, Explosionsgas. Blockiert das Hämoglobin → kein Sauerstofftransport.

Angaben:

- Kopfschmerzen, Ohrensausen, Augenflimmern, Übelkeit, Schwindel, Atemnot, Herzklopfen
- *Bewußtseinsstörung* bis Bewußtlosigkeit
- evtl. Rauschzustände
- evtl. Krämpfe
- Atemstörung bis Atemstillstand
- *keine typische Zyanose*

- Puls tachykard, evtl. arrhythmisch

- Sauerstoffsättigung (Pulsoximetrie) *anscheinend* normal bis erhöht
- Blutdruckabfall

Maßnahmen RS/RA:

- Rettung; unter Beachtung der Eigensicherung (ggf. Feuerwehr mit Atemschutz)
- Lagerung: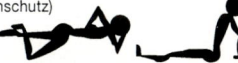

- Freimachen – Freihalten der Atemwege
- Sauerstoffgabe z.B. 10 l/min, ggf. Beatmung (100% O_2)
- Wärmeerhaltung
- ständige Atem-, Puls- und RR-Überwachung
- venöser Zugang – Ringer-Laktat-Infusion

NA:

- körperliche Untersuchung
- Intubation und Beatmung, PEEP (100% O_2)
- Medikamente:
  ▲ ggf. Sedierung _____ z.B. Valium® (5 – 10 mg)

Merke:

- ABC-Schutzmasken sind bei CO unwirksam.
- Bei der Rettung evtl. umluftunabhängiger, »schwerer« Atemschutz erforderlich.
- Vorsicht: Keine Funken erzeugen: Explosionsgefahr!
- Bei schwerer CO-Vergiftung evtl. Druckkammerbehandlung.
- Pulsoximetriewerte nicht aussagekräftig (Verkennung von CO-Hb als O_2-Hb).

RAUM FÜR PERSÖNLICHE ERGÄNZUNGEN

KOHLENDIOXIDERSTICKUNG

- Über Atemwege; in *Silos, Weinkellern,* Jauchegruben, Höhlen.

Angaben:
- Kopfschmerzen, Übelkeit, Schwindel, Atemnot

- *Bewußtseinsstörung* bis Bewußtlosigkeit (CO_2-Narkose)
- *Atemstörung* bis Atemstillstand
- Zyanose
- weite Pupillen

- Puls tachykard, evtl. arrhythmisch

- Sauerstoffsättigung vermindert
- Blutdruckanstieg, später Blutdruckabfall

Maßnahmen RS/RA:
- Rettung des Patienten; Eigenschutz beachten
- Feuerwehr mit Atemschutz
- Lagerung: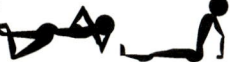

- Freimachen – Freihalten der Atemwege
- Sauerstoffgabe, ggf. Beatmung
- ständige Atem-, Puls- und RR-Überwachung, Pulsoximetrie
- venöser Zugang – Ringer-Laktat-Infusion

NA:
- körperliche Untersuchung
- evtl. Intubation und Beatmung (Hyperventilation), evtl. PEEP
- Medikamente:
  ▲ Bronchialerweiterung __ z.B. Euphyllin® (200 – 300 mg)

Merke:
- Während bei der CO-Vergiftung vor allem eine hohe Sauerstoffkonzentration in der Atemluft angestrebt werden muß, ist bei der CO_2-Erstickung ein hohes Atemminutenvolumen vorrangig.
- Erhöhte Gefahr bei Jauchegruben etc. durch weitere giftige Substanzen.

RAUM FÜR PERSÖNLICHE ERGÄNZUNGEN

REIZGASVERGIFTUNG

- Über Atemwege (z.B. Ammoniak, Chlorwasserstoff, Arsenverbindungen, Tränengas, Nitrosegase und chemische Kampfstoffe); bei Verbrennen von Zelluloid, autogenem Schweißen, Reinigen von Metallen mit Salpetersäure etc., bei Verkehrsunfällen, Bränden.

Angaben:
- Atemnot, *Hustenreiz, Würgereiz,* Schwächegefühl, Schwindel, Schmerz hinter dem Brustbein

- Anschwellen der Mund-Rachenschleimhaut
- Atemstörung bis Atemstillstand
  evtl. *Symptome des Lungenödems* s.S. 87

- Puls tachykard, evtl. arrhythmisch
- Sauerstoffsättigung vermindert
- Blutdruckabfall

Maßnahmen RS/RA:
- evtl. Rettung
- Beruhigung
- Lagerung:
- Sauerstoffgabe, ggf. Beatmung
- Wärmeerhaltung
- ständige Atem-, Puls- und RR-Überwachung, Pulsoxyimetrie
- venöser Zugang – langsame Ringer-Laktat-Infusion

NA:
- körperliche Untersuchung
- evtl. Intubation und Beatmung (PEEP)
- Medikamente:
  - ▲ Sedierung _____ z.B. Valium® (5 – 10 mg)
  - ▲ evtl. Schmerzbekämpfung _____ z.B. Morphin (5 – 10 mg)
  - ▲ Entzündungshemmung _____ z.B. Auxiloson®-Spray (5 Hübe), wiederholen
      z.B. Solu-Decortin® H (250 mg)
  - ▲ Bronchialerweiterung __ z.B. Berotec® 200 Spray (2 Hübe)
      z.B. Euphyllin® (200 – 300 mg)
  - ▲ Ausschwemmung _____ z.B. Lasix® (20 – 30 mg)

Merke:
Grundsätzlich zu unterscheiden sind: Reizgase
- mit schnellem Wirkungseintritt
  (an den oberen Luftwegen): z.B. Ammoniak, Fluor-, Brom-, Chlorwasserstoff: *keine Langzeitbeobachtung* notwendig
- mit verzögertem Wirkungseintritt
  (an den unteren Luftwegen): z.B. SO_2, Chlor-, nitrose Gase, Phosgen, Ozon: *Langzeitbeobachtung* (24 – 36 Stunden) notwendig.

RAUM FÜR PERSÖNLICHE ERGÄNZUNGEN

ALKOHOLVERGIFTUNG
(Aethanol, Aethylalkohol, C$_2$H$_5$OH)

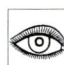
Bewußtseinsstörung bis Bewußtlosigkeit
- evtl. Rauschzustand, Euphorie
- evtl. Atemstörung
- Rötung der Augenbindehaut und des Gesichts
- evtl. Erbrochenes
- evtl. zusätzliche Schädigungen (Verletzung, Unterkühlung)

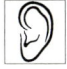
- lallende, verwaschene, abgehackte Sprache

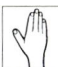
- Puls tachykard, evtl. arrhythmisch
- evtl. kalter Schweiß

- *Alkoholgeruch* der Ausatemluft

- Blutdruckabfall
- Temperaturabfall
- Blutzuckerteststreifen: Werte erniedrigt

Maßnahmen RS/RA:

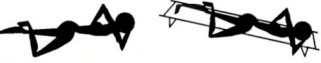

- Lagerung:
- Freimachen – Freihalten der Atemwege
- Sauerstoffgabe, ggf. Beatmung
- Blutzuckerteststreifen
- Giftbindung → Med. Kohle (1 Komprette/kg KG)
- Wärmeerhaltung
- ständige Atem-, Puls- und RR-Überwachung, Pulsoximetrie
- venöser Zugang – Ringer-Laktat-Infusion
  (+ 10 – 20 ml Glukose 50%)

NA:
- körperliche und neurologische Untersuchung
- ggf. Volumenersatz: z.B. HÄS 200 6% (500 ml)
- Medikamente:
  ▲ Auslösung von
    Erbrechen _____ z.B. Ipecacuanha Sirup (1ml/kg KG)
  ▲ evtl. Sedierung _____ z.B. Valium® (5 – 10 mg)

Merke:
- ■ Abschätzung Bier: ca. 40 g/l; Wein: ca. 120 g/l; Alkoholika: ca. 400 g/lRaum für persönliche Ergänzungen. Gefahr bei Einnahme von über 2 g/kg KG.
- ■ Vorsicht: Kinder haben eine niedrige Alkoholtoleranz.

RAUM FÜR PERSÖNLICHE ERGÄNZUNGEN

METHANOLVERGIFTUNG
(Methylalkohol)

- Über Magen-Darm-Trakt. Abbau zu Ameisensäure, welche den Zellstoffwechsel blockiert (→ metabolische Azidose).

Angaben:
- *Sehstörungen* bis Sehuntüchtigkeit, Atemnot, Übelkeit

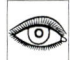

- *Bewußtseinsstörung* bis Bewußtlosigkeit
- evtl. Rauschzustände
- evtl. Krämpfe
- Atemstörung bis Atemstillstand
- weite, reaktionslose Pupillen
- halbleere bzw. leere Flaschen (z.B. Holzgeist, Karbinol,
- vergällter Alkohol, Lösungsmittel)

- Puls evtl. tachykard, bradykard, arrhythmisch

- Blutdruckabfall

Maßnahmen RS/RA:
- Beruhigung
- Lagerung:
- Freimachen – Freihalten der Atemwege
- Sauerstoffgabe, ggf. Beatmung
- Erbrechen auslösen (nur wenn ansprechbar)
- Alkoholika: z.B. Cognac, Rum etc. (ca. 1 ml/kg KG) (Hemmung des Abbaus zu Ameisensäure)
- Giftbindung: Med. Kohle (1 Komprette/kg KG)
- Gift sicherstellen
- Wärmeerhaltung
- ständige Atem-, Puls- und RR-Überwachung, Pulsoximetrie
- venöser Zugang – Ringer-Laktat-Infusion

NA:
- körperliche und neurologische Untersuchung
- evtl. Intubation und Beatmung, Magenspülung
- ggf. Volumenersatz: z.B. HÄS 200 6% 500 ml)
- Medikamente:
  ▲ Auslösen von Erbrechen — z.B. Ipecacuanha Sirup 1 ml/kg KG)

Merke:
- Mit Methanolvergiftungen muß vor allem in sozialen Randgruppen (Aethylalkoholersatz) sowie bei Genuß von selbstgebrannten Alkoholika (Hausschnaps) gerechnet werden.
- Transport möglichst in ein Krankenhaus mit Dialyseabteilung.

RAUM FÜR PERSÖNLICHE ERGÄNZUNGEN

MEDIKAMENTENVERGIFTUNG

- S.a. Allgemeine Maßnahmen S. 41
- Über Magen-Darm-Trakt. Meist Schlaf- und Beruhigungsmittel.

Angaben:
- Information durch Patienten bzw. Angehörige

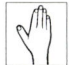
- *Bewußtseinsstörung* bis Bewußtlosigkeit
- Atemstörung bis Atemstillstand
- evtl. Zyanose
- evtl. enge Pupillen
- evtl. Krämpfe
- evtl. Erbrochenes
- evtl. Hautveränderungen

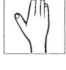
- Puls tachykard, evtl. arrhythmisch, kaum tastbar
- evtl. kalter Schweiß

- Sauerstoffsättigung vermindert
- Blutdruckabfall
- Temperaturabfall

Maßnahmen RS/RA:
- Lagerung: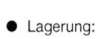

- Freimachen – Freihalten der Atemwege
- Sauerstoffgabe, ggf. Beatmung
- Erbrechen auslösen (nur wenn ansprechbar)
- Giftbindung Med. Kohle (1 Komprette/kg KG)
- Tablettenschachteln, Erbrochenes etc. sicherstellen
- Wärmeerhaltung
- ständige Atem-, Puls- und RR-Überwachung, Pulsoximetrie
- venöser Zugang – Ringer-Laktat-Infusion

NA:
- körperliche und neurologische Untersuchung
- evtl. Intubation und Beatmung, Magenspülung
- Volumenersatz: z.B. HÄS 200 6% (500 – 1000 ml)
- Medikamente:
  - ▲ Auslösen von Erbrechen   z.B. Ipecacuanha Sirup (1 ml/kg KG)
  - ▲ Ausschwemmung _____   z.B. Lasix® (20 – 40 mg)

Merke:
- ■ Häufig Kombination von Tabletten- und Alkoholvergiftung mit entsprechendem Mischbild.
- ■ Spezielle (medikamentöse) Maßnahmen bei Vergiftungen mit bestimmten Medikamenten: siehe auch Abschnitt Notfallmedikamente S. 231 – 264.

RAUM FÜR PERSÖNLICHE ERGÄNZUNGEN

ATROPINVERGIFTUNG

- Über Magen-Darm-Trakt. Manche Beruhigungsmittel enthalten Atropin oder Belladonna. Ebenso Tollkirschen, Bilsenkraut und Stechapfelsamen.

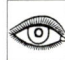
- *Bewußtseinsstörung,* evtl. Rauschzustand
- Hautrötung
- evtl. Krämpfe
- Erbrechen
- *weite, lichtstarre Pupillen*

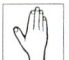
- Puls tachykard
- *heiße, trockene Haut*
- trockene Mundschleimhäute und Zunge

Maßnahmen
RS/RA:
- Beruhigung
- Lagerung: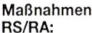

- Freimachen – Freihalten der Atemwege
- Sauerstoffgabe, ggf. Beatmung
- Erbrechen auslösen
- Giftbindung: Med. Kohle (1 Komprette/kg KG)
- Gift sicherstellen
- ständige Puls- und RR-Überwachung, Pulsoximetrie
- venöser Zugang – Ringer-Laktat-Infusion

NA:
- körperliche und neurologische Untersuchung
- evtl. Intubation und Beatmung, Magenspülung
- Medikamente:
  - ▲ Auslösung von Erbrechen _____ z.B. Ipecacuanha Sirup (1 ml/kg KG)
  - ▲ Antidot _____ Anticholium® (0,003 mg/kg KG)
  - ▲ Sedierung _____ z.B. Valium® (5 – 10 mg)
  - ▲ Entwässerung _____ z.B. Lasix® (20 – 40 mg)

RAUM FÜR PERSÖNLICHE ERGÄNZUNGEN

OPIOIDVERGIFTUNG
(z.B. Morphin, Heroin)

- Über Magen-Darm-Trakt oder intravenös (Schmerzmittel, Drogen).

Angaben:
- Übelkeit, Harn- und Stuhlverhaltung

- Bewußtseinsstörung bis Bewußtlosigkeit
- evtl. Rauschzustand
- *Atemstörung* bis Atemstillstand (ohne Atemnot)
- *stecknadelkopfgroße Pupillen*
- Blässe, Zyanose
- evtl. Krämpfe

- *Puls bradykard, kaum tastbar*
- Sauerstoffsättigung stark vermindert
- Blutdruckabfall
- Temperaturabfall

Maßnahmen RS/RA:
- wachhalten, auffordern zum aktiven Atmen
- Lagerung: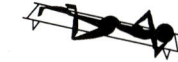

- Freimachen – Freihalten der Atemwege
- Sauerstoffgabe, ggf. Beatmung
- evtl. Erbrechen auslösen
- Giftbindung: Med. Kohle (1 Komprette/kg KG)
- Gift sicherstellen
- Wärmeerhaltung
- ständige Atem-, Puls- und RR-Überwachung, Pulsoximetrie
- venöser Zugang – Ringer-Laktat-Infusion

NA:
- körperliche und neurologische Untersuchung
- evtl. Intubation und Beatmung, (Magenspülung)
- Medikamente:
  - ▲ Auslösung von Erbrechen _____ z.B. Ipecacuanha Sirup (1 ml/kg KG)
  - ▲ Antidot _____ z.B. Narcanti® (0,1 – 0,4 mg)

Merke:
- Bei chronischem Opioidgebrauch kann es nach Gabe von Narcanti® zu akuten Entzugserscheinungen kommen.
- In Einzelfällen sind Dosen bis zu 2 mg Narcanti® zur Antagonisierung der Giftwirkung erforderlich

RAUM FÜR PERSÖNLICHE ERGÄNZUNGEN

(ORGANO-)ALKYLPHOSPHATVERGIFTUNG
(Pflanzenschutzmittel, z.B. E 605®)

- Über Haut, Atemwege und Magen-Darm-Trakt. Blockiert den Abbau des Nervenüberträgerstoffs Acetylcholin: Nervenlähmung, Übererregung des Parasympathicus (Vagus).

Angaben:
- Sehstörungen, Atemnot, Bauchschmerzen, Übelkeit

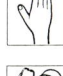
- *Bewußtseinsstörung* bis Bewußtlosigkeit
- Krämpfe
- *enge Pupillen*
- *Atemstörung* bis Atemstillstand
- Zyanose, Bronchospasmus
- Tränenfluß und Schweißsekretion gesteigert
- Speichelfluß *(blauer Schaum vor dem Mund)*
- Blauverfärbung von Erbrochenem

- *Puls bradykard,* evtl. tachykard
- Muskelzuckungen, später Lähmungen

- Sauerstoffsättigung vermindert
- Blutdruckabfall, evtl. Blutdruckanstieg

Maßnahmen RS/RA:
- möglichst keinen direkten Hautkontakt (Schutzhandschuhe)
- Lagerung:
- Freimachen – Freihalten der Atemwege
- Sauerstoffgabe, ggf. Beatmung
- Entfernen der Kleidung
- Abwaschen der betroffenen Hautstellen: Roticlean®
- Giftbindung: Med. Kohle (1 Komprette/kg KG)
- Gift sicherstellen
- Wärmeerhaltung
- ständige Atem-, Puls- und RR-Überwachung, Pulsoximetrie
- venöser Zugang – Ringer-Laktat-Infusion

NA:
- körperliche und neurologische Untersuchung
- großzügige Indikation zur Intubation, Beatmung und Magenspülung
- Medikamente:
  ▲ Vagusdämpfung _____ Atropin (ca. 1 mg/kg KG) s.S. 44
  ▲ evtl. Sedierung _____ z.B. Valium® (5 – 10 mg)

Merke: Typischer Knoblauchgeruch von Atemluft / Erbrochenem.

RAUM FÜR PERSÖNLICHE ERGÄNZUNGEN

BLAUSÄUREVERGIFTUNG

- Über Magen-Darm-Trakt (Bittermandeln, Zyanid, Zyankali) oder über Atemwege (Blausäuregas). Zyanidverbindungen blockieren die sauerstoffabhängige Energiegewinnung in der Zelle (innere Atmung).

Angaben:
- Geruch nach Bittermandeln (bei Gas), Übelkeit, Hustenreiz, Kopfschmerzen, Atemnot, Magen-Darm-Beschwerden.

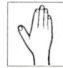
- *Bewußtseinsstörung* bis Bewußtlosigkeit
- evtl. Krämpfe
- evtl. Lähmungen
- *Atemstörungen* bis Atemstillstand
- Erbrochenes
- weite Pupillen
- *rosige Gesichtsfarbe*

- Puls tachykard, arrhythmisch, evtl. Kreislaufstillstand

- Sauerstoffsättigung (Pulsoximetrie) *anscheinend* normal bis erhöht
- Blutdruckanstieg, später Blutdruckabfall

- *Bittermandelgeruch* (Ausatemluft, Erbrochenes)

Maßnahmen RS/RA:
- evtl. Rettung (Blausäuregas) unter Beachtung der
- Eigensicherung – Atemschutz
- Lagerung:

- Freimachen – Freihalten der Atemwege
- Sauerstoffgabe, ggf. Beatmung
- Erbrechen auslösen (nur wenn ansprechbar)
- Giftbindung Med. Kohle (1 Komprette/kg KG)
- Gift sicherstellen
- Wärmeerhaltung
- ständige Atem-, Puls- und RR-Überwachung, Pulsoxymetrie
- venöser Zugang – Ringer-Laktat-Infusion

NA:
- körperliche und neurologische Untersuchung
- evtl. Intubation und Beatmung (100% O_2), Magenspülung
- Medikamente:
  - ▲ Antidota — 4-DMAP, Na-Thiosulfat, s.S. 44
  - ▲ Auslösung von Erbrechen — z.B. Ipecacuanha Sirup (1 ml/kg KG)
  - ▲ evtl. Ausschwemmung — z.B. Lasix® (20 – 60 mg)

Merke: Pulsoximetriewerte nicht aussagefähig
(Verkennung von Met-Hb als O_2-Hb)

VERGIFTUNGEN DURCH KOHLENWASSER-STOFFVERBINDUNGEN
(z.B. Benzin, Lackverdünner, Petroleum, Benzol)

- Über Haut (Benzol), Atemwege (Dämpfe) und Magen-Darm-Trakt (Flüssigkeiten).

Angaben:
- Übelkeit, Magenschmerzen, schwarzer Harn (bei Benzol), Schwindel, Sehstörungen

- *Bewußtseinstörung* bis Bewußtlosigkeit
- Atemstörung bis Atemstillstand
- evtl. Rauschzustand
- Erbrochenes
- *Ätzspuren* in Mund und Rachen
- evtl. Hautrötung, Blasenbildung

- Puls tachykard, arrhythmisch, evtl. Kreislaufstillstand

- Blutdruckabfall

Maßnahmen RS/RA:
- evtl. Rettung (bei Dämpfen)
- Lagerung: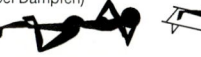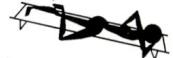

- Freimachen – Freihalten der Atemwege
- Sauerstoffgabe, ggf. Beatmung
- *kein* Erbrechen auslösen (Aspirationsgefahr)
- Gummihandschuhe anziehen, Entfernen der Kleidung und Abwaschen der betroffenen Körperstellen (Benzol) mit Roticlean®
- Giftbindung: Paraffinöl (150 – 200 ml)
- Gift sicherstellen
- Wärmeerhaltung
- ständige Atem-, Puls- und RR-Überwachung, Pulsoximetrie
- venöser Zugang – Ringer-Laktat-Infusion

NA:
- körperliche und neurologische Untersuchung
- evtl. Intubation und Beatmung, Magenspülung
- Medikamente:
  ▲ evtl. Sedierung _____ z.B. Valium® (5 – 10 mg)

Merke:
- ■ Bei Atemstillstand: keine Atemspende, sondern stets Beutel-Beatmung (Eigensicherung).
- ■ Bei Inhalationsvergiftungen: Eigenschutz der Ersthelfer in Giftatmosphäre beachten!

RAUM FÜR PERSÖNLICHE ERGÄNZUNGEN

VERGIFTUNGEN DURCH SCHAUMBILDENDE SUBSTANZEN

- Über Magen-Darm-Trakt. Wasch- und Spülmittel, meist Kinder.

Angaben:
- Übelkeit, Bauchschmerzen, plötzlicher Durchfall
- Erbrochenes, evtl. *Schaum*
- Atemstörung bis Atemstillstand

Maßnahmen RS/RA:
- Beruhigung (wichtig bei Kindern)
- *kein* Erbrechen auslösen
- *keine* Verdünnung (Wasser) durchführen
- Lagerung:

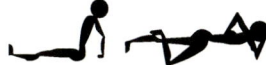

- Freimachen – Freihalten der Atemwege
- Sauerstoffgabe, ggf. Beatmung
- Gabe von Entschäumern: z.B. sab simplex® (1 ml/kg KG)
- Wärmeerhaltung
- ständige Atem-, Puls- und RR-Überwachung, Pulsoximetrie
- venöser Zugang – Ringer-Laktat-Infusion

NA:
- ggf. Intubation und Beatmung (Aspirationsgefahr)
- Medikamente:
  - ▲ Sedierung _____ z.B. Valium® (0,1 – 0,3 mg/kg KG bzw. Diazepam rektal (5 mg/10 kg KG)

Merke:
- ■ Aspiration von Schaum mit Schädigung der Atemwege.
- ■ Gefährdung durch Tenside sehr gering, da toxische Substanzen heute kaum mehr in Wasch- und Spülmitteln enthalten.

RAUM FÜR PERSÖNLICHE ERGÄNZUNGEN

SÄUREN-LAUGEN-VERÄTZUNG

- Verätzung der Schleimhaut in Mund, Rachen, Oesophagus und Magen (meist Kinder).

Angaben:
- *Schmerzen,* Übelkeit
- *Ätzstellen im Mund-Rachenraum* sichtbar
- evtl. Krämpfe

- Puls tachykard

- evtl. Blutdruckabfall

Maßnahmen RS/RA:
- Beruhigung (wichtig bei Kindern)
- *kein* Erbrechen auslösen
- Lagerung:

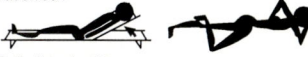

- Freimachen – Freihalten der Atemwege
- Sauerstoffgabe, ggf. Beatmung
- betroffene Haut und Schleimhaut mit viel Wasser (+ Roticlean®) abspülen
- reichliche Flüssigkeitszufuhr (z.B. Wasser, Säfte, Tee)
- Wärmeerhaltung
- ständige Puls- und RR-Überwachung, Pulsoximetrie
- Gift sicherstellen
- venöser Zugang – Ringer-Laktat-Infusion (10 – 20 ml/kg KG)

NA:
- körperliche Untersuchung
- ggf. Intubation und Beatmung (bei Atemwegsschädigung)
- *keine* Magenspülung: Perforationsgefahr
- ggf. Volumenersatz: z.B. HÄS 200 6% (5 – 10 ml/kg KG)
- Medikamente:
  - ▲ Schmerzbekämpfung — z.B. Morphin (5 – 10 mg)
  - ▲ Sedierung — z.B. Valium® (5 – 10 mg) bzw. Diazepam rektal (5 mg/10kg KG)
  - ▲ Entzündungshemmung — z.B. Auxiloson-Spray® (2 – 4 Hübe) bzw. Solu-Decortin® H (250 mg)

Merke: Bei Augenbeteiligung: reichliche Spülung mit Isogutt® (250 ml).

RAUM FÜR PERSÖNLICHE ERGÄNZUNGEN

LEBENSMITTEL- UND PILZVERGIFTUNG

- S.a. Allgemeine Maßnahmen S. 41 ff
- Durch verdorbene Lebensmittel, Giftpilze, giftige Beeren etc.

Angaben:
- Schwindel, Sehstörungen (Doppelsehen), heftiges *Erbrechen* und *Durchfälle* (meist erst nach Stunden), Kopfschmerzen, *Bauchschmerzen*, Wadenkrämpfe, Schluckbeschwerden, Heiserkeit und Speichelfluß

- Bewußtseinsstörung bis Bewußtlosigkeit
- Atemstörung bis Atemstillstand
- Erbrechen (nach Stunden, evtl. Tagen)
- Augenstörungen
- Pupillenstörungen
- meist Gruppenvergiftung (Familie)

- Puls tachykard, kaum tastbar
- kalter, klebriger Schweiß
- evtl. Fieber

- Blutdruckabfall

Maßnahmen RS/RA:
- Beruhigung
- Lagerung: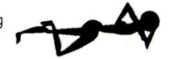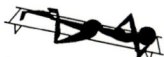

- Freimachen – Freihalten der Atemwege
- Sauerstoffgabe, ggf. Beatmung
- evtl. Erbrechen auslösen (bei Pilzvergiftung: alle Essensteilnehmer)
- Giftbindung: Med. Kohle (1 Komprette/kg KG)
- Wärmeerhaltung
- ständige Atem-, Puls- und RR-Überwachung, Pulsoximetrie
- Essensreste, Erbrochenes etc. sicherstellen
- venöser Zugang – Ringer-Laktat-Infusion

NA:
- körperliche und neurologische Untersuchung
- evtl. Intubation und Beatmung, Magenspülung
- ggf. Volumenersatz, z.B. HÄS 200 6% (500 ml)
- Medikamente:
  ▲ Auslösung von Erbrechen _____ z.B. Ipecacuanha Sirup (1 ml/kg KG)
  ▲ Sedierung _____ z.B. Valium® (5 – 10 mg)

RAUM FÜR PERSÖNLICHE ERGÄNZUNGEN

SCHÄDIGUNG DURCH HITZE- ODER KÄLTEEINWIRKUNG

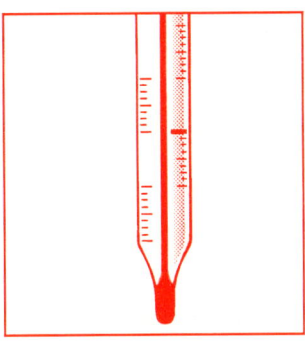

- Hitzeohnmacht — Seite 205
- Hitzeerschöpfung — Seite 207
- Hitzschlag — Seite 209
- Sonnenstich — Seite 211
- Strahlenunfall — Seite 212
- Einteilung Verbrennung — Seite 213
- Verbrennung/Verbrühung — Seite 215
- Unterkühlung — Seite 217
- Erfrierung — Seite 221

Siehe auch:
- Erstuntersuchung — Seite 14
- Allgemeine Maßnahmen — Seite 21
- Unklare Bewußtlosigkeit — Seite 51
- Volumenmangelschock — Seite 93
- Vasovagale Synkope — Seite 97
- Krampfanfall (Kinder) — Seite 169

RAUM FÜR PERSÖNLICHE ERGÄNZUNGEN

HITZEOHNMACHT/-KOLLAPS

- S.a. Vasovagale Synkope S. 97
- Nach längerem Aufenthalt (Stehen) in warmer Umgebung kommt es zum Wärmestau mit weitgestellter Gefäßperipherie und entsprechender Blutumverteilung.

Angaben:

- Schwindel, Schwäche, *»Schwarzwerden vor Augen«*
- *Bewußtseinsstörung* bis Bewußtlosigkeit
- (käsige) Blässe
- schnelle, flache Atmung

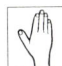
- Puls tachykard, kaum tastbar
- Schwitzen

- Blutdruckabfall

Maßnahmen RS/RA:
- Beruhigung
- in kühle Umgebung bringen (Fenster öffnen)
- Lagerung: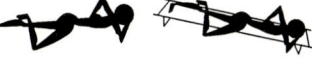

- Kleidung öffnen
- kühle Tücher auflegen
- evtl. Sauerstoffgabe
- ständige Puls- und RR-Überwachung, Pulsoximetrie
- venöser Zugang – Ringer-Laktat-Infusion

NA:
- körperliche und neurologische Untersuchung
- Medikamente:
  ▲ Blutdrucksteigerung ___ z.B. Akrinor® (0,5 – 1 ml)
  ▲ selten Volumenersatz notwendig

Merke: Die Untersuchung erfordert den Ausschluß anderer Zustände von Bewußtlosigkeit, z.B. Hypoglykämie, apoplektischer Insult, Intoxikation, Herzrhythmusstörung.

RAUM FÜR PERSÖNLICHE ERGÄNZUNGEN

HITZEERSCHÖPFUNG (-KRÄMPFE)

- Starke Volumenverluste durch Schwitzen bei ungenügender Flüssigkeitszufuhr.

Angaben:
- Kopfschmerzen, *Schwächegefühl*, Schwindel, Übelkeit, Sehstörungen, Durst

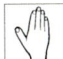
- Bewußtseinsstörung bis Bewußtlosigkeit
- feuchte, gerötete Haut
- später Blässe
- Muskelzuckungen bis *Krämpfe*
- schlechte Venenfüllung
- schnelle, flache Atmung

- kalter Schweiß
- Puls tachykard, kaum tastbar
- *Hautturgor herabgesetzt* (»stehende Hautfalten«)

- Blutdruckabfall

Maßnahmen RS/RA:
- Beruhigung
- in kühle Umgebung bringen, Kleidung öffnen
- Lagerung: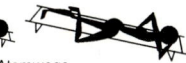

- Freimachen – Freihalten der Atemwege
- Sauerstoffgabe, ggf. Beatmung
- bei voll erhaltenem Bewußtsein: Trinken von Elektrolytlimonade, z.B. Elotrans®
- ständige Puls- und RR-Überwachung, Pulsoximetrie
- venöser Zugang – zügige Ringer-Laktat-Infusion

NA:
- körperliche und neurologische Untersuchung
- ggf. Volumenersatz: z.B. HÄS 200 6% (500 – 1000 ml)
- Medikamente:
  - ▲ Sedierung _____ z.B. Valium® (5 – 10 mg)
  - ▲ ggf. Krampf-durchbrechung _____ z.B. Valium® (20 – 40 mg)

Merke: Beurteilung von Patienten mit Hitzeschäden häufig durch den zusätzlichen Alkoholgenuß schwierig: Kliniktransport.

RAUM FÜR PERSÖNLICHE ERGÄNZUNGEN

HITZSCHLAG

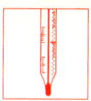

- Akute Lebensgefahr durch Versagen der körpereigenen Temperaturregulationsmechanismen.

Angaben:
- Kopfschmerz, Schwindel, Übelkeit

- *Bewußtseinsstörung* bis Bewußtlosigkeit
- Hautrötung (rotes Stadium)
- später fahl-graues Aussehen (graues Stadium)
- schnelle, flache Atmung

- *heiße, trockene Haut*
- Puls tachykard

- Sauerstoffsättigung vermindert
- zunächst Blutdruckanstieg, später Blutdruckabfall
- *Temperatur über 40° C*

Maßnahmen RS/RA:
- Beruhigung
- in kühle Umgebung bringen, Kleidung öffnen
- Lagerung:

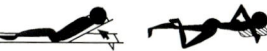

- Freimachen – Freihalten der Atemwege
- Sauerstoffgabe, ggf. Beatmung
- Kühlung durch Kaltwasser oder Alkoholabsprühung (z.B. Desinfektionsspray)
- ständige Atem-, Puls- und RR-Überwachung, Pulsoximetrie
- venöser Zugang – Ringer-Laktat-Infusion

NA:
- körperliche und neurologische Untersuchung
- evtl. Intubation und Beatmung
- ggf. Volumenersatz: z.B. HÄS 200 6% (500 ml)
- Medikamente:
  - ▲ ggf. Sedierung _____ z.B. Valium® (5 – 10 mg)
  - ▲ Hirnödemprophylaxe __ z.B. Solu-Decortin® H (250 mg)

Merke: Beurteilung von Patienten mit Hitzschäden häufig durch den zusätzlichen Alkoholgenuß schwierig: Kliniktransport.

RAUM FÜR PERSÖNLICHE ERGÄNZUNGEN

SONNENSTICH

● Durch intensive Sonnenbestrahlung des unbedeckten Kopfes (Kinder, Glatzenträger) Reizung der Hirnhäute und Entstehung eines Hirnödems.

Angaben:
- *Kopfschmerzen,* Nackenschmerzen, Übelkeit, Schwindel, Unruhe

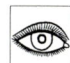
- Bewußtseinsstörung bis Bewußtlosigkeit
- *hochroter Kopf*
- evtl. Krämpfe

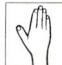
- heißer Kopf
- *Nackensteife*
- Puls tachykard, evtl. bradykard (Druckpuls)

- Körpertemperatur normal

Maßnahmen RS/RA:
- Beruhigung
- in kühle, schattige Umgebung bringen
- Lagerung:

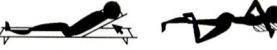

- Freimachen – Freihalten der Atemwege
- Sauerstoffgabe, ggf. Beatmung
- Kühlung des Kopfes
- ständige Atem-, Puls- und RR-Überwachung, Pulsoximetrie
- venöser Zugang – Ringer-Laktat-Infusion

NA:
- körperliche und neurologische Untersuchung
- Medikamente:
  ▲ Hirnödemprophylaxe __ z.B. Solu-Decortin® H (250 mg)
  ▲ Sedierung _____ z.B. Valium® (5 – 10 mg)
  ▲ Ausschwemmung _____ z.B. Lasix® (20 – 40 mg)
  ▲ ggf. Krampfdurch-
     brechung _____ z.B. Valium® (20 – 40 mg)

Merke:
■ Beurteilung von Patienten mit Hitzeschäden häufig durch den zusätzlichen Alkoholgenuß schwierig: Kliniktransport.
■ Die Symptome können um Stunden verspätet auftreten.

STRAHLENUNFALL
(nach Empfehlungen der Strahlenbeauftragten)

- Ereignis, bei dem auf Betroffene eine Strahlenbelastung von über 50 mSv einwirkt.
- Grundsätzlich zu unterscheiden sind
  - externe Bestrahlung (Unfall in Bestrahlungseinrichtung)
  - Kontamination, Inkorporation (Unfall mit offenen, radioaktiven Stoffen).

Angaben:
- Unfallablauf, Schädigungsmechanismus
- Übelkeit, Erbrechen, Kopfschmerzen

- evtl. Hautrötung
- evtl. Bewußtseinsstörung
- körperliche Schwäche

- Puls tachykard
- Blutdruckabfall

Maßnahmen RS/RA:
- Schutzkleidung (wie bei Infektionsgefahr) anlegen
- Beruhigung
- Rettung aus unmittelbarem Gefahrenbereich (Eigenschutz)
- Flachlage auf Metalline-Tüchern:
- Freimachen – Freihalten der Atemwege
- Sauerstoffgabe, ggf. Beatmung
- kontaminierte Kleidung entfernen
- Wundabdeckung
- Wärmeerhaltung
- venöser Zugang – Ringer-Laktat-Infusion

NA:
- körperliche und neurologische Untersuchung
- ggf. Volumenersatz, z.B. HÄS 200 6% (500 – 1000 ml)
- Medikamente:
  - ▲ Schmerzbekämpfung _ z.B. Morphin (5 – 10 mg)
  - ▲ Sedierung _____ z.B. Psyquil® (5 – 10 mg)
- mögl. Transport in Klinik mit Chirurgie und Strahlenabteilung

Vorsicht!
- kontaminierte Kleidung von Patienten und Rettungspersonal sachgerecht entsorgen (Feuerwehr)

Merke:
- ■ Die Strahlenbelastung durch (kontaminierte) Patienten ist primär zu vernachlässigen, vor allem, wenn Schutzkleidung (zur Vermeidung einer Eigenkontamination) getragen wird.
- ■ Zulässige Grenzwerte für Rettungspersonal:
  - Ausbildung: 5 mSv/Jahr (= 0,5 rem bzw. rad)
  - Bergung: 15 mSv/Jahr (= 1,5 rem bzw. rad)
  - Notfallversorgung: 100 mSv/Einsatz (= 10 rem bzw. rad)
  - Lebensrettung: 250 mSv/Einsatz (= 25 rem bzw. rad)
- ■ Natürliche Strahlenbelastung ca. 2,5 mSv/Jahr.

EINTEILUNG DER VERBRENNUNGEN

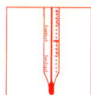

Schweregrade:

- *Erstgradig (epidermal)*
  Nur die *obere Hautschicht* betroffen, Regeneration vollständig möglich.
  Zeichen: Rötung, Schwellung, Schmerz.

- *Zweitgradig (dermal: oberflächlich/tief)*
  Bis in *tiefere Hautschichten*, Regeneration möglich.
  Zeichen: wie erstgradig, zusätzlich Blasen, Wundgrund feucht, Schmerzen auf Berührung, kaum Blutung.

- *Drittgradig (subdermal: oberflächlich/tief)*
  Völlige Zerstörung der Haut, Hautübertragung später notwendig.
  Zeichen: völlige Gewebszerstörung bis zur Verkohlung, trockene Wunde, wachsartig-prall, Haare/Nägel fallen aus.

Merke: Die Unterscheidung von zweit- und drittgradiger Verbrennung ist in der ersten Zeit nicht möglich. Meist liegen unterschiedliche Verbrennungsgrade nebeneinander vor.

Ausdehnung:

Neunerregel: Zur Abschätzung der verbrannten Körperoberfläche

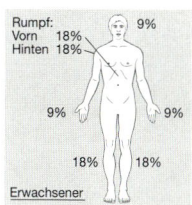

	0 – 1 Jahr	5 Jahre	Erwachsene
Kopf + Hals	20%	16%	9%
Arm	10%	9%	9%
Rumpf vorn	15%	16%	18%
Rumpf hinten	15%	16%	18%
Bein	15%	17%	18%

In allen Altersgruppen: Handfläche 1%

Merke:
- Bei einer Ausdehnung von ca. 15% bei Erwachsenen und 10% bei Kleinkindern → akute *Schockgefahr* → Infusionstherapie.
- Eine (sekundäre) Verlegung in ein Verbrennungszentrum ist sinnvoll bei:
  – mehr als 20% dermaler oder mehr als 10% subdermaler Verbrennung bei Erwachsenen (bei Kindern schon bei geringerem Verletzungsumfang)
  – Gesichts-, Hals-, Hand-, Fuß-, Gelenk-, Genitalbeteiligung
  – elektrischen Verletzungen
  – Begleiterkrankungen, -verletzungen
  – Kindern unter 8 Jahren.
- Stets in Notarztbegleitung, nach detaillierter Anmeldung/Rücksprache.

BETTEN FÜR SCHWERBRANDVERLETZTE
(Erwachsene / Kinder)

Aachen	(6/0)	Koblenz	(2/0)
Berlin*	(4/2)	Köln	(10/0)
Bochum	(8/3)	Leipzig	(4/2)
Dortmund	(4/0)	Lübeck	(4/2)
Dresden	(2/2)	Ludwigshafen	(8/0)
Duisburg	(6/0)	Mainz	(0/2)
Erfurt	(0/2)	Mannheim	(0/2)
Essen	(2/0)	München	(8/8)
Freiburg	(2/0)	Murnau	(4/0)
Gelsenkirchen	(4/0)	Nürnberg	(8/0)
Halle**	(8/4)	Offenbach	(9/0)
Hamburg	(6/2)	Riesa	(2/0)
Hamm	(0/4)	Stuttgart	(2/1)
Hannover	(5/2)	Tübingen	(2/0)
		Kassel	(0/2)

* ohne Unfallklinik BG Marzahn
** Erwachsenenbetten ab Anfang 1998

Zentraler Bettennachweis: (0 40) 28 82-39 98 und -39 99

VERBRENNUNG / VERBRÜHUNG

- Schädigung von Haut und Gewebe durch direkte Einwirkung von Hitze.
  Über die Wundflächen erfolgen in kurzer Zeit große Plasmaverluste.

Angaben:
- Unfallmechanismus, Schmerz, Atemnot

- *Rötung → Blasenbildung → Verkohlung*
- Blässe bis Zyanose
- schlechte Venenfüllung
- schnelle, flache Atmung

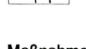
- *Puls tachykard, kaum tastbar*
- Nagelbettprobe verzögert
- Schwitzen

Maßnahmen RS/RA:
- Beruhigung
- Hitzezufuhr unterbrechen (löschen)
- nicht verklebte Kleidung entfernen
- Lagerung auf Metalline-Tücher:

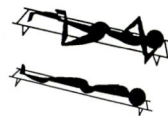

- Sauerstoffgabe, ggf. Beatmung
- Kaltwasseranwendung bis zur anhaltenden Schmerzfreiheit (Vorsicht: Auskühlungsgefahr))
- keimfreie Wundabdeckung (z.B. Metalline, BurnPac®)
- Wärmeerhaltung
- ständige Puls- und RR-Überwachung, Pulsoxymetrie
- venöser Zugang – Ringer-Laktat-Infusion

NA:
- körperliche Untersuchung
- großzügige Indikation zur Intubation und Beatmung (Rauchinhalation)
- Flüssigkeitsersatz:

$$\frac{\text{kg KG} \times \text{\% verbr. Körperoberfläche}}{2} = \text{ml/h}$$

- Medikamente:
  - ▲ Schmerzbekämpfung __ z.B. Morphin (5 – 10 mg)
  - ▲ Sedierung _____ z.B. Valium® (5 – 10 mg)
  - ▲ Rauchinhalation _____ z.B. Auxiloson®-Spray (2 – 4 Hübe), wiederholen
  - ▲ Bronchialerweiterung __ z.B. Euphyllin® (200 – 300 mg)
  - ▲ Schockbehandlung __ z.B. HÄS 200 6% (500 – 1000 ml)

Merke: Bei Brandverletzten an die (mögliche) Schädigung der Atemwege (Rauchinhalation) denken.

RAUM FÜR PERSÖNLICHE ERGÄNZUNGEN

UNTERKÜHLUNG

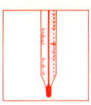

- *Abfall der Körpertemperatur* unter 35° C, häufig gemeinsam mit anderen Störungen (z.B. Alkoholintoxikation).

Angaben:

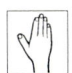

- Kältegefühl, evtl. Schmerzen an den Extremitäten
  - ca. 36 – 34° C – *Kältezittern,* Erregung, blaß-zyanotische Haut, vertiefte Atmung, Puls tachykard
  - ca. 34 – 30° C – *Bewußtseinsstörung,* flache, unregelmäßige Atmung, Puls bradykard, Blutdruckabfall, Muskelsteife
  - ca. 30 – 27° C – *Bewußtlosigkeit,* weite Pupillen, Puls bradykard, kaum tastbar, arrhythmisch
  - unter ca. 27° C – *Atemstillstand, Kreislaufstillstand* (meist Kammerflimmern)
  - »Neugeborenen«- oder »Ohr«-Thermometer verwenden

Maßnahmen RS/RA:

- Beruhigung
- in warme, windgeschützte Umgebung bringen
- über 32° C: Patient ausziehen, aktiv erwärmen
- unter 32° C: Patient nicht bewegen lassen, zudecken, passiv warm werden lassen
- Lagerung:
- Freimachen – Freihalten der Atemwege
- Sauerstoffgabe, ggf. Beatmung
- ggf. Herzdruckmassage
- Wärmeerhaltung (Decken, Alufolien, Plastiksack)
- bei erhaltenem Bewußtsein: heiße, gezuckerte Getränke
- ständige Atem-, Puls-, RR- und EKG-Überwachung, Pulsoximetrie
- venöser Zugang – Ringer-Laktat-Infusion ca. 40° C angewärmt (+ 10 – 20 ml Glukose 40%)

NA:

- körperliche und neurologische Untersuchung
- ggf. Intubation und Beatmung
- ggf. Volumenersatz, z.B. HÄS 200 6% (500 – 1000 ml)
- Medikamente:
  - ▲ Hirnödemprophylaxe __ z.B. Solu-Decortin H® (250 mg)
  - ▲ Sedierung _____ z.B. Valium® (5 – 10 mg)

Merke:

- Extremitäten nicht an den Rumpf lagern, Gefahr von weiterem Wärmeverlust!
- Durch den Abfall der Körpertemperatur sinkt der Sauerstoffbedarf.
- Reanimationsmaßnahmen sind fortzusetzen, bis die Körpertemperatur normalisiert ist!
- Rettung und Transport müssen so schonend wie möglich durchgeführt werden (keine Bewegungen, kein Umlagern: drohender Bergungstod).

RAUM FÜR PERSÖNLICHE ERGÄNZUNGEN

WÄRMEPACKUNG NACH HIBLER

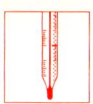

- mehrfach zusammengefaltetes Leinentuch
- von innen mit heißem Wasser angefeuchtet
- auf die Unterwäsche von Bauch und Brust
- Kleidung darüber
- Rumpf in Wärmeschutzfolie einwickeln (Extremitäten freilassen)
- ganzen Körper in Decken hüllen
- Packung häufig erneuern

RAUM FÜR PERSÖNLICHE ERGÄNZUNGEN

ERFRIERUNG

- S.a. Unterkühlung S. 217
- Örtliche Einwirkung von Kälte. Gefährdet sind insbesondere Nase, Ohren, Finger und Zehen.

Angaben:
- im Frühstadium: Bläßsse, Bewegungshemmung, starke Schmerzen, Gefühlsstörungen
- im Spätstadium: Nachlassen der Schmerzen bis Schmerzlosigkeit

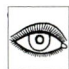

Blässe, Schwellung (1. Grad)
- blaurote Haut, *Blasen*bildung (2. Grad)
- *Gewebszerstörung* (3. Grad)

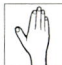

- Kälte an der betroffenen Stelle
- Gewebe verhärtet, evtl. gefroren

Maßnahmen RS/RA:
- Beruhigung
- in warme Umgebung bringen
- Bewegungsverbot
- Lagerung:

- Bereich keimfrei abdecken, umpolstern
- heiße, gezuckerte Getränke
- Wärmeerhaltung
- venöser Zugang – Ringer-Laktat-Infusion, ca. 40° C angewärmt (+ 10 – 20 ml Glukose 40%)

NA:
- körperliche Untersuchung
- ggf. Volumenersatz, z.B. HÄS 200 6% (500 ml)
- Medikamente:
  ▲ Schmerzbekämpfung _ z.B. Morphin (5 – 10 mg)
  ▲ Sedierung _____ z.B. Valium® (5 – 10 mg)

Merke:
- Liegt eine Kombination von Erfrierung und Unterkühlung vor, so hat die Behandlung der Unterkühlung (vitale Bedrohung) Vorrang.
- Keine Alkoholgabe.

RAUM FÜR PERSÖNLICHE ERGÄNZUNGEN

SONSTIGE NOTFÄLLE

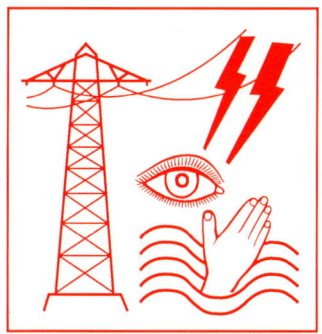

- Augenverletzung   Seite 224
- Glaukom-Anfall   Seite 225
- Tauchunfall   Seite 226
- Ertrinken   Seite 227
- Niederspannungsunfall   Seite 228
- Hochspannungsunfall   Seite 229
- Höhenkrankheit   Seite 230

Siehe auch:
- Erstuntersuchung   Seite 14
- Allgemeine Maßnahmen   Seite 21
- Kardiopulmonale Reanimation   Seite 33
- Notfälle Atmung   Seite 65
- Notfälle Herz-Kreislauf   Seite 73
- Notfälle Chirurgie   Seite 117
- Verbrennung   Seite 215

AUGENVERLETZUNG

- S.a. Säuren-Laugen-Verätzung S. 199

Angaben:
- *Unfallmechanismus,* Schmerzen, Sehstörungen, *Fremdkörpergefühl*

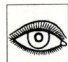
- Wunde
- Blutung
- Schwellung
- Bluterguß
- Fehlstellung des Auges
- Tränenfluß

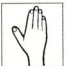
- Puls tachykard

Maßnahmen RS/RA:
- Beruhigung
- Lagerung: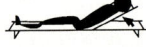

- Sauerstoffgabe
- Verband (beide Augen)
- Wärmeerhaltung
- ständige Puls- und RR-Überwachung
- venöser Zugang – Ringer-Laktat-Infusion
- Transport in eine Klinik mit augenärztlichem Dienst

NA:
- körperliche Untersuchung
- bei Begleitverletzungen evtl. Volumenersatz, z.B. HÄS 200 6% (500 ml)
- Medikamente:
  ▲ Sedierung _____ z.B. Valium® (5 – 10 mg)
  ▲ Schmerzbekämpfung __ z.B. Morphin (5 – 10 mg)

Merke:
- Bei Verkehrsunfällen mit Glasschäden (Windschutzscheibe) stets an mögliche Augenverletzungen denken.
- Bei Verätzungen: reichlich spülen: Isogutt® (250 ml), ersatzweise NaCl 0,9%-Lösung in das Auge (nasennah) einlaufen und nach außen ablaufen lassen.
- Lokalanästhesie mit Novesine® 0,4%
- Keine Salbe, Tropfen etc. in das geschädigte Auge.

GLAUKOM-ANFALL

- Durch Abflußstörung des Augenkammerwassers kommt es zur akuten Erhöhung des Augeninnendrucks (meist ältere, weitsichtige Personen)

Angaben:
- Schmerzen, Übelkeit, Sehstörungen

- *einseitige Augenrötung*
- *weite, lichtstarre, entrundete Pupille*

- *steinharter Augapfel*

- Blutdruck erhöht

Maßnahmen RS/RA:
- Beruhigung
- Lagerung: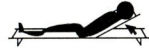
- Sauerstoffgabe
- evtl. 1 – 2 Gläser Alkoholika (Rum, Cognac etc.)
- Wärmeerhaltung
- ständige Puls- und RR-Überwachung
- venöser Zugang – Ringer-Laktat-Infusion

NA:
- körperliche Untersuchung
- Medikamente:
  - ▲ Pupillenverengung ____ z.B. Pilocarpin® Augentropfen 1% (alle 10 min 1 Tropfen)
  - ▲ Sedierung _____ z.B. Valium® (5 – 10 mg)
  - ▲ Schmerzbekämpfung __ z.B. Morphin (5 – 10 mg)

Merke: Wegen der häufig uncharakteristischen Beschwerden (Atemnot, Erbrechen) besteht stets die Gefahr einer Fehldiagnose (z.B. Herzinfarkt, akutes Abdomen).

TAUCHUNFALL – DRUCKFALLKRANKHEIT

- Häufigste lebensbedrohliche Schädigung im Zusammenhang mit Tauchen: Pneumothorax.
- Bei zu schnellem Aufstieg aus größerer Tiefe (> 10 m) perlt im Gewebe gelöstes Gas aus (Luftembolie).

Angaben:
- *Schwindel, Hautjucken* (Taucherflöhe), Gefühlsstörungen, *Schmerzen* in Gelenken, Knochen, Ohren

- Bewußtseinsstörung bis Bewußtlosigkeit
- Hautrötung
- evtl. Erbrechen
- evtl. Krämpfe
- evtl. Lähmungen

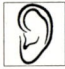
- beim Abhören evtl. einseitig fehlendes Atemgeräusch (Pneumothorax)

- Puls tachykard, evtl. arrhythmisch
- Sauerstoffsättigung vermindert
- Blutdruckabfall

Maßnahmen RS/RA:

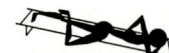

- Beruhigung
- Lagerung:
- Freimachen – Freihalten der Atemwege
- Sauerstoffgabe, ggf. Beatmung
- Wärmeerhaltung
- ständige Puls-, RR- und EKG-Überwachung, Pulsoximetrie
- venöser Zugang – Ringer-Laktat-Infusion
- Transport in eine Druckkabine (Rekompression nach Schema)

NA:
- körperliche Untersuchung
- ggf. Pneumothoraxpunktion
- ggf. Volumenersatz, z.B. HÄS 200 6% (500 ml)
- Medikamente:
  ▲ Sedierung _____ z.B. Valium® (5 – 10 mg)
  ▲ Schmerzbekämpfung __ z.B. Morphin (5 – 10 mg)

Merke: Von den Störungen durch zu raschen Druckabfall sind Notfälle aufgrund falscher Zusammensetzung des Atemgases, z.B. Stickstoffnarkose (Tiefenrausch), CO-, CO_2- und Sauerstoffvergiftung sowie Ertrinkungsunfälle abzugrenzen.

ERTRINKEN

- S. a. Unterkühlung S. 217
- Die Unterscheidung in nasses und trockenes bzw. Süß- und Salzwasser-Ertrinken hat für die Erstversorgung *keine* Bedeutung.

Angaben:
- *Unfallmechanismus,* Verlauf

- Bewußtseinsstörung bis Bewußtlosigkeit
- Blässe bis Zyanose
- *Atemstörung bis Atemstillstand*
- evtl. Begleitverletzungen, z.B. Halswirbelschädigung

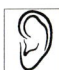
- evtl. Atemwegsverlegung
- evtl. Rasselgeräusche

- kalte Extremitäten
- Puls tachykard, evtl. bradykard, arrhythmisch, evtl. Kreislaufstillstand

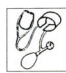
- Sauerstoffsättigung vermindert
- evtl. Blutdruckabfall

Maßnahmen RS/RA:

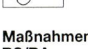

- evtl. Rettung
- *nicht* ausschütteln, sondern
- Lagerung:
- Freimachen – Freihalten der Atemwege
- Sauerstoffgabe, ggf. Beatmung
- ggf. Reanimation
- Wärmeerhaltung (nasse Kleidung entfernen)
- ständige Puls-, RR- und EKG-Überwachung, Pulsoximetrie
- venöser Zugang – langsame Ringer-Laktat-Infusion

NA:
- großzügige Indikation zur Intubation und Beatmung (PEEP)
- ggf. mehrfach sorgfältig absaugen (s.S. 67)
- Magensonde (absaugen)

Merke:
- Wegen der Gefahr des »sekundären Ertrinkens« (Lungenödem) ist der Patient unbedingt auf eine Intensivstation zu bringen!
- Wegen der oft großen Mengen an verschlucktem Wasser (voller Magen) hohe Aspirationsgefahr.
- Keine Maßnahmen zur Lungendrainage (z.B. »Ausschütteln«).
- Bei Defibrillation Eigenschutz beachten.

NIEDERSPANNUNGSUNFALL (UNTER 1000 V)
Haushaltsstrom

- *Viereckiges Schild, gelber Untergund mit schwarzem Spannungspfeil.*
- Hauptsächlich elektrophysiologische Wirkung *(Herzrhythmusstörungen, Bewußtseinsstörungen)*.
- evtl. Frakturen (z.B. Sturzverletzungen).

- Bewußtseinsstörung bis Bewußtlosigkeit
- Patient krampfend am elektrischen Leiter

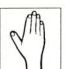
- *Puls* evtl. tachykard, *arrhythmisch*

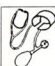
- Blutdrucksteigerung

Maßnahmen RS/RA:
- evtl. Rettung s.S. 19
- Lagerung: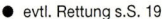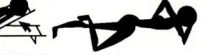
- Freimachen – Freihalten der Atemwege
- Sauerstoffgabe, ggf. Beatmung
- evtl. Ruhigstellung von Frakturen
- Wundverband
- ständige Puls-, RR- und EKG-Überwachung, Pulsoximetrie
- venöser Zugang – Ringer-Laktat-Infusion
- Wärmeerhaltung

NA:
- körperliche und neurologische Untersuchung
- Medikamente:
  - ▲ Sedierung ──────── z.B. Valium® (5 – 10 mg)
  - ▲ Rhythmusstörungen ── z.B. Xylocain® (100 mg), z.B. Isoptin® (2,5 – 5 mg)
  - ▲ Schmerzbekämpfung ─ z.B. Morphin (5 – 10 mg)

Merke:
- ■ Bei Stromunfällen ist die Eigensicherung des Rettungspersonals vorrangig.
- ■ Schädigung vor allem abhängig von effektivem Stromfluß (Ampere).

HOCHSPANNUNGSUNFALL (ÜBER 1000 V)
Überlandleitungen, Bundesbahnleitungen, Elektrizitätswerke

- S. a. Verbrennung S. 215
- *Viereckiges Schild, gelber Untergrund mit rotem Spannungspfeil.*
- Hauptsächlich elektrothermische Wirkung (Verbrennung).
- Evtl. Frakturen (z.B. Wirbelfrakturen durch Stromeinwirkung, Sturzverletzungen).

- Patient »klebt« evtl. durch Muskelkrämpfe am spannungsführenden Leiter
- Bewußtseinsstörung bis Bewußtlosigkeit
- *Strommarken,* evtl. Verkohlungen
- *Verbrennungen*

- *Puls* tachykard, evtl. *arrhythmisch,* evtl. Kreislaufstillstand
- Blutdruckabfall

Maßnahmen RS/RA:
- Rettung des Verletzten nur durch Feuerwehr oder VDE-Fachleute
- Lagerung: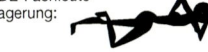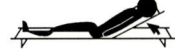
- Freimachen – Freihalten der Atemwege
- Sauerstoffgabe, ggf. Beatmung
- ggf. Reanimation
- evtl. Ruhigstellung von Frakturen
- Verband (Verbrennungsbehandlung)
- ständige Puls-, RR- und EKG-Überwachung, Pulsoximetrie
- Wärmeerhaltung
- venöser Zugang – Ringer-Laktat-Infusion

NA:
- körperliche und neurologische Untersuchung
- Volumenersatz, z.B. HÄS 200 6% (500 – 1000 ml)
- Medikamente:
  - ▲ Sedierung _____ z.B. Valium® (5 – 10 mg)
  - ▲ Schmerzbekämpfung _ z.B. Morphin (5 – 10 mg) ggf. Narkoseeinleitung
  - ▲ Rhythmusstörungen ___ z.B. Xylocain® (100 mg) z.B. Isoptin® (2,5 – 5 mg)
  - ▲ Ausscheidungssteigerung _____ z.B. Lasix® (20 – 40 mg)

Merke:
- ■ Bei Stromunfällen ist die Eigensicherung des Rettungspersonals vorrangig.
- ■ Sicherheitsabstand beachten (= 1 cm/1000 V), Hochspannungsleitung z.B. 380000 V: mindestens 3,80 m Abstand.

HÖHENKRANKHEIT

- Bei Abnahme des Gesamtluftdruckes (Barometerdruck in 5000 m Höhe etwa halb so hoch wie auf Meereshöhe) sinkt auch der Sauerstoffgehalt des Blutes entsprechend ab.

Angaben:
- *Atemnot*, Herzklopfen, *Kopfschmerzen*, Übelkeit

- Unruhe, evtl. Bewußtseinsstörung
- Blässe, evtl. Zyanose
- schnelle, flache Atmung
- evtl. schaumiger, blutiger Auswurf (schwerste Form)

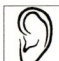
- *Husten*
- feine Rasselgeräusche (Lungenödem)

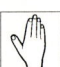
- feuchte, kühle Haut
- Puls tachykard, bradykard, evtl. arrhythmisch, schlecht tastbar

- Sauerstoffsättigung vermindert
- evtl. Blutdruckanstieg, später Blutdruckabfall

Maßnahmen RS/RA:
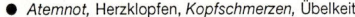
- Beruhigung
- Lagerung:
- Sauerstoffgabe, ggf. Beatmung
- Wärmeerhaltung
- ständige Puls-, RR- und EKG-Überwachung, Pulsoxymetrie
- venöser Zugang – langsame Ringer-Laktat-Infusion
- baldmöglicher Transport in geringere Höhenlage

NA:
- körperliche Untersuchung
- ggf. Intubation und Beatmung
- Medikamente:
  - ▲ Sedierung _____ z.B. Psyquil® (5 – 10 mg)
    z.B. Morphin (3 – 5 mg)
  - ▲ Ausschwemmung ____ z.B. Lasix® (20 – 60 mg)
  - ▲ evtl. Herzentlastung ___ z.B. Nitrolingual®-Spray (2 – 4 Hübe)

Merke:
Mit dem Auftreten einer akuten Höhenkrankheit muß vor allem bei nichthöhenangepaßten und/oder herz-kreislaufkranken Personen gerechnet werden (schneller Aufstieg in Höhen über 2000 m mit Bergbahnen).

NOTFALLMEDIKAMENTE

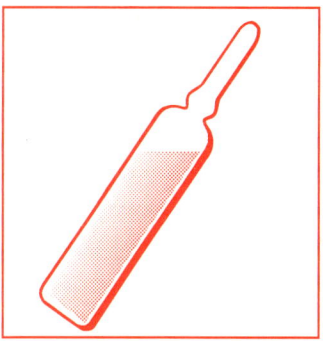

Wenn auch die lebensrettenden Sofortmaßnahmen, z.B. Rettung und Lagerung des Patienten, Blutstillung, ggf. Beatmung und Herzdruckmassage, die Grundlage der Erstversorgung von Notfallpatienten bilden, so ist meist erst durch gezielte Anwendung bestimmter Medikamente eine Besserung und Stabilisierung der Situation möglich.

Der Übersichtlichkeit halber sind die Notfallmedikamente in sechs Gruppen eingeteilt, wobei es natürlich zu gewissen Überschneidungen kommt.

Medikamente zur:

Gruppe A _____ Behandlung von Atemstörungen
Gruppe B _____ Behandlung von Herz- und Kreislauffunktionsstörungen
Gruppe C _____ Schmerzbekämpfung und Sedierung
Gruppe D _____ Narkoseeinleitung
Gruppe E _____ Behandlung spezieller Notfälle
Gruppe F _____ Infusionslösungen

Merke:
- Verfalldatum beachten! Typische Haltbarkeit: Plastikbeutel: 2 Jahre, Glasflaschen, Ampullen: 5 Jahre.
- Stets auf sterile Handhabung achten.

Gruppe B

Calciumanatagonist:
Nifedipin

ADALAT® 5

● 1 Kapsel enthält 5 mg Nifedipin.

Dosierung: 1 – 2 Kapseln zerbeißen lassen bzw. aufstechen und unter die Zunge geben;
in der hypertonen Krise zusätzlich eine Kapsel schlucken lassen.

Wirkungsweise:
- Gegenspieler des Kalziums:
  Hemmung des Kalzium-Einstroms in die Zelle
- Erweiterung der Herzkranzgefäße und der peripheren arteriellen und venösen Gefäße → Blutdrucksenkung
- Senkung des Sauerstoffbedarfs des Herzens

Indikation:
- hypertone Krise
- koronare Herzkrankheit

Nebenwirkung:
- Blutdruckabfall
- Tachykardie
- Kopfschmerzen, Schwindel
- Übelkeit
- Gesichtsrötung

Kontraindikation:
- Hypotonie
- Schwangerschaft, (Prae-)Eklampsie

Bemerkung:
- Wirkungseintritt: 2 – 3 min nach Zerbeißen der Kapsel.
- Es kann 15 – 30 min nach Einnahme der Kapseln zu retrosternalen Schmerzen kommen.
- Vorsicht bei Dialysepatienten, da ein deutlicher Blutdruckabfall durch Gefäßerweiterung eintreten kann.
- Kombination mit anderen blutdrucksenkenden Medikamenten, z.B. Nitrolingual®, Lasix® ist möglich.
- Therapie einer Adalat®-Intoxikation:
  Kalzium 10% (10 – 20 ml) s.S. 238
  zusätzlich bei Bradykardie:
  Atropin (0,5 – 1,0 mg), s.S. 235
  bei Blutdruckabfall: Dopamininfusion, s.S. 239
  ggf. Suparenin® (0,05 – 0,1 mg), s.S. 260

Sympathomimetikum:
Theodrenalin und Cafedrin

Gruppe B

AKRINOR®

- 2-ml-Ampulle enthält 10 mg Theodrenalin und 200 mg Cafedrin.

Dosierung: 0,5 – 1 ml i.v.

Wirkungsweise: *Kreislaufaktivierung*
- durch Erhöhung der Pumpleistung des Herzens
- durch Engstellung der (venösen) Blutgefäße

Indikation:
- Hypotonie durch vegetative Störungen (z.B. vaso-vagale Synkope [Kombination mit Atropin])
- relativer Volumenmangel durch Fehlverteilung, z.B. Hitzeohnmacht

Nebenwirkung:
- Tachykardie oder Bradykardie
- Herzklopfen
- pektangiöse Beschwerden
- Atemstimulation

Kontraindikation:
- echter Volumenmangel
- Hypertonie
- Glaukom
- koronare Herzerkrankung

Bemerkung:
- Beim echten Volumenmangel hat Akrinor® nur blutdruckkosmetische Wirkung. Es verschleiert dann den tatsächlichen Volumenmangel. Hier hat eine dem Volumenverlust entsprechende, ausreichende Infusion von kolloidalen Volumenersatzmitteln, z.B. HÄS 200 6%, zu erfolgen.
- Alternativ kommen Effortil® (Etilefrin) oder noch besser Novadral® (Norfenefrin) in Betracht, wobei diese Substanzen aus pharmakologischer Sicht Vorteile gegenüber Akrinor® besitzen. Sie bewirken vor allem eine Engstellung der Gefäße (Alpha-Stimulation) ohne ausgeprägte Nebenwirkungen am Herzen.
- Akrinorampullen enthalten Natriumdisulfit als Lösungsvermittler:
Vorsicht bei Patienten mit Neigung zu Überempfindlichkeitsreaktionen. Hier besteht die Gefahr der Auslösung von entsprechenden Anfällen.

Gruppe C

Analgetikum / Thrombozytenaggregationshemmer:
Acetylsalicylsäure

ASPISOL®

- Injektionsflasche enthält 0,9 g DL-Lysinmonoacetylsalicylat entspr. 0,5 g Acetylsalicylsäure; Trockensubstanz zu lösen mit 5 ml Aqua für Injektionszwecke.

Dosierung: 250 – 500 (– 1000) mg langsam i.v.

Wirkungsweise:
- Hemmung der Prostaglandinsynthese
- Schmerzlinderung
- Fiebersenkung
- Entzündungshemmung
- Hemmung der Thrombozytenaggregation

Indikation:
- leichte bis mittelschwere Schmerzzustände
- akute Thrombosen, Embolien
- dringender Verdacht auf Herzinfarkt (klinische Symptome, ST-Veränderungen im EKG)

Nebenwirkung:
- Magenbeschwerden
- Magen-Darm-Blutungen
- Überempfindlichkeitsreaktionen, z.B. Bronchospasmus, Hautreaktionen

Kontraindikation:
- schwere Nierenfunktionsstörung
- Magen-Darm-Geschwüre
- ausgeprägte Blutungsneigung, z.B. durch gleichzeitige Behandlung mit anderen gerinnungshemmenden Arzneimitteln
- evtl. Asthma bronchiale
- evtl. Spätschwangerschaft

Bemerkung: Die Wirkung von Diuretika, z.B. Lasix®, wird vermindert.
Für die Notfallmedizin sind die Nebenwirkungen abgesehen von der Problematik des Einsatzes bei Patienten mit Magengeschwüren, von nur untergeordneter Bedeutung.

Anticholinergikum:
Atropinum sulfuricum

Gruppe B

ATROPIN

a) 1-ml-Ampulle enthält 0,5 mg Atropinum sulfuricum.
b) 10-ml-Ampulle enthält 100 mg Atropinum sulfuricum.

Dosierung: a) 0,5 – 3 mg i.v. (1-ml-Ampulle)
b) 5 – 10 mg zu Beginn i.v. (10-ml-Ampulle)

Wirkungsweise:
- Hemmung der Wirkung des am parasympathischen Nervenende freigesetzten Acetylcholins auf das Erfolgsorgan (*Parasympathikolyse* bzw. Vagolyse)
  → Steigerung der Herzfrequenz
  → Hemmung der Speichel-, Schleim- und Schweißsekretion
  → Verminderung des Tonus der glatten Muskulatur
  → Erweiterung der Pupillen

Indikation:
a) - Sinusbradykardie
   - Vagusdämpfung bei Intubation

b) - Vergiftung mit Alkylphosphaten, z.B. E 605®
   (Zeichen: Abgesehen von der Opiodvergiftung die einzige Form des Kreislaufstillstandes mit engen Pupillen)

Nebenwirkung:
- Tachykardie, Arrhythmie
- Akkomodationsstörungen (schlechte Anpassung des Auges auf Nah- und Fernsehen)
- Pupillenerweiterung (Mydriasis)
- Mundtrockenheit
- Harnverhalt

Kontraindikation:
- Tachykardie
- akutes Glaukom (grüner Star)

Bemerkung:
- Alternativ zur intravenösen Gabe kommt die endotracheale Gabe der (zwei- bis dreifachen) Dosis in Betracht, wenn nicht schnell genug ein venöser Zugang zur Verfügung steht.
- Bei der E-605®-Vergiftung wird Atropin als nur teilweises! Antidot eingesetzt. Es hebt zwar die Alkylphosphatwirkung am Herzen auf, nicht jedoch die zentrale und periphere Atemlähmung. Deshalb muß die Atemfunktion des Patienten genau beobachtet und ggf. künstlich beatmet werden.
- Therapie einer Atropin-Intoxikation:
  Anticholium® (0,03 mg/kg KG)
  ggf. Visken® (0,1 – 0,4 mg) und
  Sedierung: Valium® (5 – 10 mg).

Gruppe A

Betasympathomimetikum:
Fenoterol

BEROTEC® 200

- 1 Hub Spray enthält 0,2 mg Fenoterol.

Dosierung: 1 – 2 Hübe, zur Wehenhemmung: 5 Hübe

Wirkungsweise:
- in erster Linie *Beta-2-Stimulation:* Weitstellung der Bronchien, Gefäße und der glatten Muskulatur
- Abnahme des Atemwiderstandes
- Wehenhemmung
- geringe Beta-1-Stimulation: Steigerung der Herzkraft und der Herzfrequenz

Indikation:
- Asthma bronchiale
- Krankheitsbilder mit enggestellten Atemwegen
- bevorstehende Geburt → Wehenhemmung

Nebenwirkung:
- Herzklopfen
- Tachykardie
- evtl. Blutdruckabfall
- Unruhe, Zittern

Kontraindikation:
- Tachykardie, Arrhythmie
- frischer Herzinfarkt
- unter der Geburt stehende Frauen
- Schilddrüsenüberfunktion

Bemerkung:
- Wichtig: Richtige Anwendungstechnik beachten → Patient muß im Moment der Spraygabe einatmen.
- Die maximale Wirkung wird etwa nach 15 Minuten erreicht und hält etwa 4 – 6 Stunden an.
- Die durch Berotec® mögliche Wehenhemmung (gleiche Wirksubstanz wie Partusisten®) sollte nur eingesetzt werden, solange die Frau nicht unmittelbar unter der Geburt steht (Wehenpause über 2 Minuten). Sind die Wehenpausen kleiner, sollte die Geburt an Ort und Stelle vollendet werden.
- Bei Überdosierungserscheinungen (Tachykardie, Arrhythmie, Extrasystolie): Gabe von Betablockern, z.B. Visken® (0,1 – 0,4 mg).

Spasmolytikum:
Butylscopolamin

Gruppe C

BUSCOPAN®

- 1-ml-Ampulle enthält 20 mg N-Butylscopolaminiumbromid.

Dosierung:
- 20 – 40 mg langsam i.v.

Wirkungsweise:
- Hemmung der Parasympathikus-(Vagus-)Wirkung auf die glatte Muskulatur des Magen-Darm-Trakts, der Gallen- und der ableitenden Harnwege → krampflösende Wirkung
- Hemmung der motorischen Funktion → Verlangsamung der Magenentleerung

Indikation:
- Krampf- und kolikartige Schmerzen, z.B. Gallenkolik, Nierenkolik

Nebenwirkung:
- Blutdruckabfall
- Tachykardie
- Mundtrockenheit
- Hemmung der Schweißbildung
- Pupillenerweiterung
- Akkomodationsstörung (schlechte Anpassung der Augen auf Nah- und Fernsehen)
- Lichtempfindlichkeit
- Harnverhaltung

Kontraindikation:
- Glaukom (grüner Star)
- Hypotonie
- Tachyarrhythmie
- Stenosen im Magen-Darm-Trakt
- Prostatahyperthrophie

Bemerkung: Um die klinische Diagnostik nicht zusätzlich zu erschweren, sollte Buscopan® nicht bei unklarem (akutem) Abdomen oder Abdominaltrauma verwendet werden. Hier sollte ausschließlich ein Analgetikum (z.B. Novalgin®) verwendet werden, nachdem ein genauer Befund erhoben (und dokumentiert) wurde.

Gruppe C

Benzodiazepin:
Midazolam

DORMICUM® V5

- 5-ml-Ampulle enthält 5 mg Midazolamhydrochlorid.

Dosierung: nach Indikation und Wirkung
Sedierung: 0,01 – 0,05 mg/kg KG, z.B. 1 – 3 mg
Krampfunterbrechung: 0,15 – 0,2 mg/kg KG, z.B. 10 – 15 mg

Wirkungsweise:
- Dämpfung des Zentralnervensystems
- beruhigend, angstlösend
- Anhebung der Krampfschwelle

Indikation:
- Erregungszustand
- zerebraler Krampfanfall

Nebenwirkung:
- Blutdruckabfall
- Atemdepression
- paradoxe Reaktionen (Erregungszustände)

Kontraindikation:
- deutlich eingeschränkte Atemfunktion
- Myasthenia gravis (sehr seltene Erkrankung mit Störung der Erregungsübertragung an den Nervenendigungen in der Muskulatur)

Bemerkung:
- Dormicum® ist eng mit Valium® verwandt, hat aber eine wesentlich kürzere Wirkdauer und ersetzt es deshalb zunehmend in der Klinik und im Rettungsdienst.
- Bei versehentlicher intraarterieller Injektion Nekrosegefahr.
- Therapie einer Dormicum®-Überdosierung: Anexate® (initial 0,2 mg, dann jede Minute 0,1 mg bis zum Aufwachen des Patienten).

Vorsicht! Verwechslungsgefahr:
Neben Dormicum® V5 (1 mg in 1 ml) wird
Dormicum® 5/1 ml (5 mg in 1 ml) und
Dormicum® 15/3 ml (15 mg in 3 ml) angeboten.

Sympathomimetikum: Dopamin

Gruppe B

DOPAMIN

- Z.B. 50-ml-Ampulle enthält 250 mg Dopamin.
- Nur mit Spritzenpumpen zuführen!
- 2 – 20 µg/kg Kg/min kontinuierlich.

Dosierung:	• s. Tabelle
Wirkungsweise:	• Alpha-Rezeptorenstimulation: Engstellung der Gefäße in der Peripherie, z.B. Haut, Muskulatur
	• Beta-Rezeptorenstimulation: Erhöhung der Herzkraft und -frequenz, Erweiterung der Bronchien
Indikation:	• ausgeprägte Herzleistungsschwäche, insbesondere kardiogener Schock
	• akute Herz-Kreislauf-Insuffizienz, z.B. septischer Schock
Nebenwirkung:	• Tachykardie
	• Herzrhythmusstörungen, z.B. Extrasystolen
	• Verminderung der peripheren Durchblutung
	• Erhöhung des Sauerstoffverbrauches des Herzens
Kontraindikation:	• Volumenmangelschock
	• Tachykardie
Bemerkung:	■ *Wichtig:* Unter Dopaminbehandlung ständig Herzfrequenz (Monitor) und Blutdruck kontrollieren!
Vorsicht!	Verwechslungsgefahr: Dopamin wird (von verschiedenen Herstellern) in unterschiedlichen Ampullengrößen mit z.T. sehr verschiedenen Konzentrationen angeboten.

Dosierungstabelle für Dopamin (250 mg in 50 ml)								
Körpergewicht / Dosis: (µg/kg KG x min)	40 kg	50 kg	60 kg	70 kg	80 kg	90 kg	100 kg	120 kg
2,0	1,0	1,2	1,4	1,7	1,9	2,2	2,4	2,9
5,0	2,4	3,0	3,6	4,2	4,8	5,4	6,0	7,2
8,0	3,8	4,8	5,8	6,7	7,7	8,6	9,6	11,5
10,0	4,8	6,0	7,2	8,4	9,6	10,8	12,0	14,4
12,5	6,0	7,5	9,0	10,5	12,0	13,5	15,0	17,5
15,0	7,2	9,0	10,8	12,6	14,4	16,2	18,0	21,6
17,5	8,4	10,5	12,6	14,7	16,8	18,9	21,0	25,2
20,0	9,6	12,0	14,4	16,8	19,2	21,6	24,0	28,8

Gruppe B

Sympatholytikum: Urapidil

EBRANTIL®

- Z.B. 10-ml-Ampulle enthält 50 mg Urapidil.

Dosierung:
- initial: 10 – 25 – 50 mg langsam i.v., evtl. nach 2 min halbe Dosis wiederholen

Wirkungsweise:
- Verminderung des Sympathikotonus durch Angriff an zentralen Strukturen (Beeinflussung des Vasomotorenzentrums im verlängerten Rückenmark)
- Blockade der Alpha-Rezeptoren der Gefäßmuskulatur → Weitstellung der Gefäße

Indikation:
- hypertone Krise
- schwere Hypertonie

Nebenwirkung:
- Schwindel, Kopfschmerzen, Unruhe
- Herzklopfen, pektanginöse Beschwerden, Schweißausbruch
- Atemnot

Kontraindikation:
- Aortenisthmusstenose
- arteriovenöse Shunts
- Schwangerschaft

Bemerkung:
- Die blutdrucksenkende Wirkung kann durch andere, gleichzeitig verabreichte blutdrucksenkende Medikamente (z.B. Adalat®, Nitrolingual®, Lasix®) verstärkt werden.
- Ebrantil® eignet sich besonders zur Blutdrucksenkung bei Patienten mit beeinträchtigter Hirnfunktion (erhöhtem Hirndruck), da es zu keiner Hirndrucksteigerung führt.

Bronchodilatator:
Theophyllin

 Gruppe A

EUPHYLLIN® 200

- 10-ml-Ampulle Euphyllin® 200 enthält 200 mg Theophyllin H_2O-frei + 151,6 mg Natriumacetat-Trihydrat.

Dosierung:
- initial: 5 mg/kg KG (z.B. 400 mg) langsam i.v.
- bei Theophyllin-Vorbehandlung: initial 3 mg/kg KG (z.B. 200 mg) langsam i.v.
- dann: 0,5 mg/kg KG/h, z.B. 500 ml Trägerlösung + 200 mg Euphyllin® → 25 – 50 Tropfen/min

Wirkungsweise:
- Phosphodiesterasehemmer
- *Erweiterung der Bronchien* mit Herabsetzung des Atemwegswiderstandes
- Stimulation des Atemzentrums im Gehirn
- Erniedrigung des Widerstandes im kleinen Kreislauf
- Abnahme des venösen Rückstroms
- Verbesserung der Zwerchfellfunktion
- Förderung der Nierenfunktion

Indikation:
- Asthma bronchiale
- Krankheitsbilder mit enggestellten Atemwegen
- Status asthmaticus
- akute Rechtsherzinsuffizienz

Nebenwirkung:
- Tachykardie, Arrhythmie
- Unruhe
- Übelkeit, Erbrechen
- Kopfschmerz
- Blutdruckabfall
- gesteigerte Urinproduktion
- erhöhte Krampfneigung (Kinder)

Kontraindikation:
- Tachykardie
- schwere Hypertonie
- Herzinfarkt
- kardiogener Schock
- Epilepsie
- Schilddrüsenüberfunktion

Bemerkung:
- Bei der Behandlung des schweren Asthma-Anfalles wird man zusätzlich Medikamente, die auf die sympathischen Nervenendigungen wirken (Beta$_2$-Stimulator), z.B. Berotec® 200-Spray und eventuell auch Glukokortikoide, z.B. Solu-Decortin® H, einsetzen.
- Therapie einer Euphyllin®-Intoxikation: Isoptin® (2,5 – 5 mg), ggf. Sedierung: Valium® (5 – 10 mg), Flüssigkeitszufuhr.

Gruppe E

Antihistaminikum: Dimetinden

FENISTIL®

- 4-ml-Ampulle enthält 4 mg Dimetindenmaleat.

Dosierung:
- 1 mg/10 kg KG langsam i.v. (entspr. 7 ml bei 70-kg-Patienten)

Wirkungsweise:
- Hemmung der Histaminfreisetzung (Antihistaminikum, H1-Blocker)
- Herabsetzung der Gefäßdurchlässigkeit
- Minderung des Juckreizes

Indikation:
- Überempfindlichkeitsreaktionen, z.B. Hautrötung, Juckreiz
- allergische Erkrankungen, z.B. Heuschnupfen, Hautallergie
- Vermeidung von Überempfindlichkeitsreaktionen bei Kombination mit Glukokortikoiden, z.B. Solu-Decortin® H

Nebenwirkung:
- Übelkeit
- Müdigkeit
- Mundtrockenheit

Kontraindikation:
- in der Notfallmedizin – keine

Bemerkung:
- Wirkungsverstärkung von Beruhigungsmitteln, Narkosemitteln, Schmerzmitteln und Alkohol.
- Im Zweifelsfall auch bei leichteren allergischen Reaktionen (Schweregrad I und II) zusätzlich Glukokortikoide, z.B. Solu-Decortin® H (250 mg).
- Bei Reaktionen der Schweregrade III und IV ist Suprarenin® das Mittel der ersten Wahl. Zusätzlich sofortige Schnellinfusion, z.B. Ringer-Laktat (s.S. 95).

Antiarrhythmikum: Ajmalin — Gruppe **B**

GILURYTMAL 10®

- 10-ml-Ampulle enthält 50 mg Ajmalin.

Dosierung:
- 25 – 50 mg langsam i.v.

Wirkungsweise:
- Hemmung des Natriumeinstromes (Membranstabilisierung)
- Hemmung der Erregungsbildung und -ausbreitung (Klasse-Ia-Antiarrhythmikum)

Indikation:
- supraventrikuläre Tachykardie, besonders AV-Knoten-Reentry, WPW-Syndrom
- ventrikuläre Extrasystolie (Couplets, Salven)
- ventrikuläre Tachykardie

Nebenwirkung:
- Verminderung der Kontraktionskraft des Herzens (Blutdruckabfall)
- höhergradige AV-Blockierung
- QRS-Verbreiterung
- Bradykardie

Kontraindikation:
- Bradykardie
- Reizleitungsstörung, AV-Block
- Tachykardie infolge Herzdekompensation

Bemerkung:
- Gilurytmal® nicht mit Lasix® und Natriumbikarbonat zusammen injizieren (Ausfällung).
- Gilurytmal® hat eine kurze Wirkdauer, ggf. Nachinjektion bzw. kontinuierliche Zufuhr (Spritzenpumpe: 0,5 – 1mg/kg KG/h)
- Der Einsatz von Gilurytmal im Rahmen der Reanimation (»defibrillationsresistentes Kammerflimmern«) ist vielerorts üblich, ist derzeit aber (noch) nicht offiziell empfohlen.

Gruppe E — Kohlenhydrat: Glukose

GLUKOSE 50

- 10-ml-Ampulle enthält 5g Glukose.

Dosierung:
- 3 – 8 Ampullen initial = 15 – 40 g Glukose
- weitere Dosierung nach Wirkung

Wirkungsweise:
- Anheben des Blutzuckerspiegels
- unmittelbar nach Injektion kommt es zum Einstrom von Glukose in die Zellen (vor allem im Gehirn) und so zur Besserung der Symptome

Indikation:
- Hypoglykämie, BZ unter 45 mg/dl (3,3 mmol/l)

Nebenwirkung:
- Venenreizung (hochkonzentrierte Lösung: deshalb nur parallel zur laufenden Infusion, z.B. Ringer-Laktat-Lösung injizieren)

Kontraindikation:
- nachgewiesene Hyperglykämie, BZ über 100 mg/dl (8,3 mmol/l)

Bemerkung:
- Zeichen der akuten Unterzuckerung (Hypoglykämie): Schwächegefühl, nervöse Unruhe, Zittern, Schwitzen, Heißhunger, später Schläfrigkeit bis zur Bewußtlosigkeit, Krämpfe.
- Regel: Bei jeden komatösen Patienten *Blutzuckerbestimmung* mit einem Teststreifen
- Insbesondere bei Patienten mit chronischem Alkoholgenuß und bei insulinpflichtigen Diabetikern ist mit Hyperglykämien zu rechnen.
- Steht kein Teststreifen zur Verfügung, so können drei Ampullen Glukose 50% zur Unterscheidung Hypoglykämie – Hyperglykämie gegeben werden. Bei Unterzuckerung wird der Patient erwachen, während beim hyperglykämischen Koma keine Besserung eintritt. Umgekehrt darf Insulin hier *niemals* als diagnostisches Hilfsmittel hier eingesetzt werden, da es bei Unterzuckerung zu schwersten Hirnschäden kommen kann.

Volumenersatzmittel:
Hydroxyäthylstärke **Gruppe F**

HAES-STERIL® 6%

- 500-ml-Beutel enthält 6% Hydroxyäthylstärke in NaCl 0,9%.

Dosierung:
- je nach Volumenverlust bis zu 33 ml/kg KG initial

Wirkungsweise:
- Ersatz von verlorenem Blutvolumen (kolloidales Volumenersatzmittel)
- Förderung der Mikrozirkulation
- Plasmahalbwertszeit (Zeitraum, nach dem die Hälfte der infundierten Menge noch in der Blutbahn vorhanden ist) liegt bei 4 – 6 Stunden

Indikation:
- Blutverluste (nach innen und außen)
- Volumenmangelschock, z.B. Verbrennung

Nebenwirkung:
- Verlängerung der Blutungszeit
- allergische Reaktionen (selten)

Kontraindikation:
- schwere Blutgerinnungsstörungen
- manifeste Niereninsuffizienz
- dekompensierte Herzinsuffizienz
- Frühschwangerschaft

Bemerkung:
- Geringeres Risiko von (schweren) allergischen Reaktionen als bei Dextran 60 (Macrodex®) und Gelatine (Haemaccel®), dennoch sollten die ersten 20 – 50 ml HÄS 200 6% langsam und unter sorgfältiger Beobachtung des Patienten infundiert werden.
- Deutlich geringere Beeinträchtigung der Gerinnung als durch Dextran 60 (Macrodex®).
- In begründeten Fällen (anhaltende schwere Blutung) kann die empfohlene Maximaldosis (ca. 2500 ml beim Erwachsenen) auch überschritten werden, ohne daß zusätzliche schwerwiegende, über den Verdünnungseffekt hinausgehende Störungen der Gerinnung befürchtet werden müssen.

Gruppe D

Hypnotikum:
Etomidat

HYPNOMIDATE®

- 10-ml-Ampulle enthält 20 mg Etomidat.

Dosierung:
- 0,15 – 0,30 mg/kg KG (bei 70-kg-Patienten = 10 – 20 ml, max. 80 ml) i.v.

Wirkungsweise:
- zentral angreifendes, kurz wirksames Narkotikum
- schneller Wirkungseintritt
- geringe Atemdepression
- geringe Beeinflussung des Herz-Kreislauf-Systems
- Senkung des Hirndruckes
- Krampfdurchbrechung

Indikation:
- Einleitung einer Narkose
- Intubation
- Kardioversion
- Status epilepticus

Nebenwirkung:
- unkontrollierte Bewegungen (Fibrillieren, Zucken) einzelner oder mehrerer Muskelgruppen
- Venenschmerzen bei der Injektion

Kontraindikation:
- Säuglinge, Kinder
- Alkohol-Tabletten-Intoxikation
- (Schwangerschaft)

Bemerkung:
- Hypnomidate® sollte nur unter Narkosebedingungen (Intubation, Beatmung) angewendet werden.
- Hypnomidate® hat keine analgetische Wirkung → zur Narkoseführung (z.B. beim Polytrauma) nur in Kombination mit einem Schmerzmittel, z.B. Morphin (3 – 10 mg), verwenden.
- In seltenen Fällen kann es nach Anwendung von Hypnomidate® zu einem Versagen der Produktion bestimmter körpereigener Hormone kommen (akute Nebennierenrindeninsuffizienz).
- Hypnomidate® sollte gundsätzlich nicht gleichzeitig mit anderen Medikamenten, insbesondere Lasix®, Trapanal®, Valium® und Katecholaminen (Alupent®, Dobutrex®, Dopamin, Suprarenin®) injiziert werden (Ausfällung bzw. Inaktivierung).
- In Fettemulsionen gelöstes Etomidate (z.B. Etomidat®-Lipuro) ist wegen der Temperaturempfindlichkeit nicht für den Rettungsdienst geeignet.

Kalziumantagonist:
Verapamil

Gruppe B

ISOPTIN®

- 2-ml-Ampulle enthält 5 mg Verapamil.

Dosierung:
- 2,5 – 5 (– 10 mg) langsam i.v.

Wirkungsweise:
- Gegenspieler des Kalziums (am Herzmuskel)
- hemmende Wirkung auf den Ca^{++}-Einstrom an der Herzmuskelzelle
- *antiarrhythmische Wirkung* durch Verlangsamung der Erregungsleitung und -ausbreitung im Herzmuskel
- Verminderung der Überleitung von Vorhof auf Kammer
- periphere Gefäßerweiterung

Indikation:
- tachykarde Rhythmusstörungen (vor allem supraventrikuläre und absolute Tachyarrhythmien)
- Vorhofflattern
- Vorhofflimmern

Nebenwirkung:
- Hemmung der Erregungsleitung (AV-Blockierung) bis zum Herzstillstand
- Minderung der Herzkraft
- Blutdruckabfall

Kontraindikation:
- ausgeprägte Herzinsuffizienz
- ausgeprägte Bradykardie
- vorherige Behandlung mit Betablockern, z.B. Visken®
- kardiogener Schock
- vorbestehende höhergradige AV-Blockierung
- Präexzitationssyndrome (WPW- bzw. LGL-Syndrom)

Bemerkung:
- Isoptin® sollte nur unter EKG-Kontrolle verabreicht werden.
- Die Kombination von Verapamil (Isoptin®) mit einem Betablocker (z.B. Visken®) ist verboten.
- Therapie einer Intoxikation mit Kalziumantagonisten (z.B. Isoptin®, Adalat®):
  Kalzium 10% (10 – 20 ml),
  ggf. Atropin (0,5 – 2 mg),
  Dopamin-Infusion, Suprarenin® (0,05 – 0,1 mg).

Gruppe D

Hypnoanalgetikum:
Ketamin

KETANEST® 10

- 5-ml-Ampulle enthält 50 mg Ketamin (Analgesie bzw. Narkose-Dosis).

Dosierung:
- 0,5 – 2,0 mg/kg KG i.v.

Wirkungsweise:
- Verlust des Bewußtseins, Narkose
- Schmerzlinderung ohne Atemdepression
- Wirkungseintritt nach 30 Sekunden
- Erweiterung der Bronchien

Indikation:
- *Narkoseeinleitung* (insbesondere im Schock und bei Asthmatikern)
- Narkose bei Kindern
- bei niedriger Dosierung → Schmerzbekämpfung

Nebenwirkung:
- Steigerung von Herzfrequenz und Blutdruck
- Steigerung des Sauerstoffverbrauches am Herzen
- Hirndrucksteigerung, wenn keine Beatmung erfolgt (Hyperkapnie)
- vermehrte Speichelsekretion
- Alpträume

Kontraindikation:
- Hypertonie
- erhöhter Hirndruck, z.B. bei Schädel-Hirn-Trauma
- Epilepsie
- Eklampsie
- Herzinsuffizienz
- koronare Herzerkrankung

Bemerkung:
- Durch Ketanest® wird Atmung meist nicht beeinflußt.
- (Rachen-)Schutzreflexe bleiben erhalten.
- Augenreflexe bleiben erhalten, Augen bleiben geöffnet, Augenbewegungen.
- Zur Vermeidung von Angstträumen sollten sedierende Substanzen, z.B. 5 – 10 mg Valium®, zugesetzt werden.
- Zur Minderung der Speichelsekretion: Prämedikation mit Atropin (0,5 – 1,0 mg).
- Wegen des relativ schnellen und sicheren Wirkungseintritts kann Ketanest® auch, ausnahmsweise, z.B. bei Kindern (5 – 7 mg/kg KG) intramuskulär verabreicht werden, wenn nicht schnell genug ein venöser Zugang angelegt werden kann.
- Ketanest® ist die Mischung (Razemat) aus dem links- und dem rechtsdrehenden Isomer der Substanz. Ersteres ist deutlich stärker wirksam und besitzt weniger Nebenwirkungen. Es soll in Kürze als Medikament (Ketanest S®) zur Verfügung stehen.

Antiarrhythmikum: Metildigoxin — Gruppe **B**

LANITOP®

- 2-ml-Ampulle enthält 0,2 mg Metildigoxin.

Dosierung:
- 0,2 – 0,4 mg langsam i.v., abhängig von vorangegangener Digitalisbehandlung

Wirkungsweise:
- Herzglykosid
- Förderung der Kontraktionskraft des Herzens (positive Inotropie)
- Abnahme der Herzfrequenz (dem Herzen steht in der Diastole zur Füllung mehr Zeit zur Verfügung)
- *Hemmung der AV-Knoten-Überleitung* (Vorhof → Kammer)

Indikation:
- tachykarde Rhythmusstörungen (supraventrikulär), z.B. Vorhofflattern mit schneller Überleitung

Nebenwirkung:
- Extrasystolien (insbesondere ventrikulär) und Kammerflimmern, vor allem bei Hypokaliämie (niedrige K⁺-Konzentration im Serum)
- Bradykardie
- EKG-Veränderung (bogige ST-Streckensenkung)
- Verlangsamung der atrioventrikulären Überleitung bis zur AV-Blockierung

Kontraindikation:
- AV-Blockierung II. – III. Grades
- Volldigitalisierung
- bevorstehende Kardioversion
- Vorsicht bei Hypokaliämie

Bemerkung:
- ■ Vorsicht bei niereninsuffizienten Patienten, da bei ihnen Digitalispräparate nur vermindert ausgeschieden werden → Gefahr der Digitalisvergiftung.
  Symptome: Erbrechen, Farbensehen, Doppelbildersehen, Benommenheit, Halluzinationen.
- ■ Therapie einer Digitalis-Intoxikation:
  bei Bradykardie: Atropin (0,5 – 2 mg)
  bei (ventrikulärer) Tachykardie, Extrasystole: Xylocain® (50 – 100 mg)
  Verstärkung der Digitaliswirkung durch:
  - Kalzium
  - Diuretika, z.B. Lasix®
  - Glukokortikoide, z.B. Solu-Decortin® H
- ■ Alternativ kommt die Bereithaltung von Novodigal® (Digoxin) in Betracht, das in allen Eigenschaften, einschließlich der Dosierung, dem Lanitop® sehr ähnlich ist.

Gruppe B

Diuretikum: Furosemid

LASIX®

- 2-ml-Ampulle enthält 20 mg Furosemid, 4-ml-Ampulle enthält 40 mg Furosemid.

Dosierung:
- 5 – 10 – 20 – 40 mg i.v., je nach Schweregrad und Wirkung

Wirkungsweise:
- Hemmung der Natriumrückresorption in der Niere → *vermehrte Ausscheidung* von Wasser
- Erhöhung der Nierendurchblutung
- Gefäßerweiterung → venöses Angebot an das Herz sinkt → Entlastung des Herzens

Indikation:
- Lungenödem
- schwere Überwässerung
- Süßwasserertrinken
- hypertone Krise
- forcierte Diurese (bei Intoxikationen)

Nebenwirkung:
- erhöhte Ausscheidung aller Elektrolyte (K^+, Na^+, Cl^-, Ca^{++}, Mg^{++})
- bei längerer Gabe → Hypokaliämie (Abfall der K^+-Konzentration im Serum)
- Thrombosegefahr durch Zunahme des Hämatokrit (Eindickung des Blutes)
- Blutdruckabfall

Kontraindikation:
- Anurie (Harnausscheidung unter 100 ml/d) durch nierenschädigende Substanzen
- praerenales Nierenversagen (z.B. Volumenmangel)
- prostrenales Nierenversagen (Abflußbehinderung, z.B. durch Nierenstein)
- Kaliummangelzustände
- Schwangerschaft

Bemerkung:
- Furosemid zunächst nicht höher als 40 mg (= 2 Ampullen) dosieren, um nicht eine überschießende Ausscheidung mit Volumenmangel bzw. Bluteindickung entstehen zu lassen.
- Bei gleichzeitiger Gabe von Lasix® und Digitalispräparaten (Lanitop®, Novodigal® etc.) ist mit erhöhter Arrhythmierate (Hypokaliämie) zu rechnen.

Vorsicht!
Bei Patienten mit Prostatavergrößerung kann es zu akuter Überdehnung der Blase kommen.

Antithrombotikum:
Heparin

Gruppe E

LIQUEMIN® N 5000

- 0,5-ml-Ampulle enthält 5000 I.E. Heparin-Natrium.

Dosierung:
- 5000 – 10000 I.E. i.v.

Wirkungsweise:
- Hemmung der Gerinnungsfähigkeit des Blutes
- Hemmung der Thrombozytenaggregation (Zusammenballung der Blutplättchen)
- Förderung der Fibrinolyse (Auflösung von Blutgerinnseln)

Indikation:
- Thrombose-/Embolie-Prophylaxe
- Akutphase des Herzinfarktes, z.B. vor Thrombolyse
- Lungenembolie

Nebenwirkung:
- Haut-, Schleimhautblutungen
- Thrombozytenabfall
- Verlängerung der Blutungszeit
- Bradykardie

Kontraindikation:
- Blutungsneigung
- Magen-Darm-Geschwüre
- schwere Leber-, Nieren-, Bauchspeicheldrüsenerkrankungen

Bemerkung:
- Bei gleichzeitiger Gabe von Thrombozytenaggregationshemmern, z.B. Aspisol®, Dextran verstärkte Blutungsgefahr.
- Verminderung der Heparinwirkung durch Digitalis, z.B. Lanitop®.
- Therapie einer Heparinüberdosierung: Protaminsulfat (1 ml Protamin 1000 »Roche«® je 1000 I.E. Heparin).

Gruppe C — Opioid: Morphin

MORPHIN

- 1-ml-Ampulle enthält 10 mg Morphinum hydrochloricum.
- *Verdünnen!*
  1-ml-Ampulle + 9 ml NaCl 0,9% = 10 ml Lösung
  (1 ml Lösung enthält 1 mg Morphin).

Dosierung:
- 3 – 10 mg langsam i.v.

Wirkungsweise:
- hemmt im Großhirn die Schmerzempfindung
- macht gleichgültig
- senkt Druck in der Lungenschlagader

Indikation:
- schwerste Schmerzzustände, z.B. Herzinfarkt, Lungenembolie, Schwerverletzte
- Lungenödem

Nebenwirkung:
- zentrale Atemhemmung
- Pupillenverengung
- Bewußtseinstrübung
- Hemmung des Hustenreflexes
- Auslösung von Übelkeit und Erbrechen
- Histaminfreisetzung
- Gefäßerweiterung
- Blutdruckabfall

Kontraindikation:
- Atemdepression, wenn keine Beatmung erfolgt
- kolikartige Schmerzen (da Morphin den Tonus der Muskulatur von Hohlorganen erhöht, kann es z.B. Gallen- und Nierenkoliken verstärken)

Bemerkung:
- Ständige Überwachung von Blutdruck und Atemfrequenz notwendig.
- Durch Vorspritzen eines brechreizhemmenden Mittels, z.B. Paspertin®, können die Übelkeit und das Erbrechen vermindert werden.
- Bei schweren Schmerzzuständen hat es sich als günstig erwiesen, niedrige Dosen von Morphin (z.B. 5 mg i.v.) mit niedrigen Dosen sedierender Substanzen (z.B. Psyquil® 5 mg) zu kombinieren.
- Vorsicht bei Patienten mit Asthma bronchiale (Anfallauslösung).
- Es gibt eine ganze Reihe von Argumenten für die (alleinige) Bereithaltung von Morphin als Opiatanalgetikum im Notarztdienst, da es in seinem Wirk- und Nebenwirkungsspektrum gegenüber anderen Substanzen Vorteile besitzt.
- Alternativ oder ergänzend kommt die Bereithaltung von Fentanyl in Betracht. Die 2-ml-Ampulle enthält 0,1 mg, die 10-ml-Ampulle enthält 0,5 mg Fentanyl. Dosierung: 0,05 – 0,3 mg i.v. insbesondere zur Narkoseeinleitung und -unterhaltung.

Puffersubstanz:
Natriumbikarbonat

Gruppe F

NaHCO$_3$ 8,4%

- 1 Infusionsflasche enthält 100 mmol Natriumbikarbonat in 100 ml Lösung,
  1 ml = 1 mmol.
- 20-ml-Ampulle enthält 20 mmol Natriumbikarbonat in 20 ml Lösung,
  1 ml = 1 mmol.

Dosierung:
- 0,5 – 1 mmol/kg KG
- Neugeborenenreanimation: 2 mmol/kg KG,
evtl. kann die halbe Dosis nach 10 Minuten wiederholt werden

Wirkungsweise:
- Dieser »körpereigene« *Puffer* bindet saure Wasserstoffionen, dabei entsteht Kohlensäure, die dann als Kohlendioxid (CO_2) über die Lunge abgeatmet wird.

Indikation:
- metabolische Azidose (z.B. bei Herz-Kreislaufstillstand)

Nebenwirkung:
- Atemdepression
- bei Überdosierung: metabolische Alkalose
- bei paravenöser Injektion: Gewebsschädigungen (Nekrosen)

Kontraindikation:
- Alkalose
- respiratorische Azidose
- Hypoventilation
- gleichzeitige Gabe von Kalzium → Ausfällung

Bemerkung:
- Bei der Gabe von NaHCO$_3$ muß auf eine ausreichende Atemfunktion geachtet werden, ggf. ist der Patient zu beatmen.
- Einzige Indikation im Bereich der außerklinischen Notfallmedizin ist der Herz-Kreislaufstillstand (Blindpufferung).
- Zurückhaltender Azidoseausgleich, eine Alkalose ist wegen der erschwerten Sauerstoffabgabe aus den Erythrozyten ungünstiger als eine leichte Azidose.
- NaHCO$_3$-Ampullen (Neugeborenen- bzw. Kinderreanimation) dürfen nur 1:1 verdünnt bzw. als Zusatz zu Infusionslösungen angewandt werden.
- Ist eine Blutgasanalyse möglich, so erhält der Patient NaHCO$_3$ nach folgender Formel:
  – BE x kg KG x 0,3 = ml NaHCO$_3$
  (BE = Bedarf an alkalischen Valenzen).
- NaHCO$_3$ darf nicht zusammen mit Katecholaminen (Dobutrex®, Dopamin, Suprarenin®, Akrinor®, Alupent®), Kalzium- und/oder Magnesiumionen (z.B. in der Ringer-Laktat-Lösung) zugeführt werden (Inaktivierung bzw. Ausfällung).

Gruppe B

Koronardilatator:
Nitroglycerin

NITROLINGUAL®-Kapseln, Spray

- 1 Kapsel enthält 0,8 mg Nitroglycerin (Glycerol - Trinitrat).
- 1 Hub Spray enthält 0,4 mg Nitroglycerin (Glycerol - Trinitrat).

Dosierung:
- 0,8 mg (Patient muß Kapsel zerbeißen und hinunterschlucken).

Wirkungsweise:
- Verminderung des venösen Rückstroms durch *Weitstellung* insbesondere der venösen *Gefäße*
- Senkung der Vorlast und Nachlast des Herzens
- Senkung des Sauerstoffverbrauches am Herzen durch Verminderung der Herzarbeit

Indikation:
- Angina pectoris
- kardiales Lungenödem
- Lungenstauung
- Nierenkolik
- evtl. Gallenkolik

Nebenwirkung:
- Blutdruckabfall
- Übelkeit, Erbrechen
- Kopfschmerzen
- ggf. Tachykardie

Kontraindikation:
- Volumenmangel
- Hypotonie

Bemerkung:
- Häufige Blutdruckkontrolle notwendig, da insbesondere bei höherer Dosierung mit einem RR-Abfall gerechnet werden muß.
- Zur differentialdiagnostischen Klärung Herzinfarkt – Angina pectoris: Lassen sich die Beschwerden durch 0,8 mg Nitroglycerin nicht eindeutig bessern, so begründet dies den dringenden Verdacht auf einen Herzinfarkt.
- Bei Verwendung von Spray ist auf eine richtige Anwendung zu achten (während der Einatmung unter die Zunge sprühen).
- Zur Kolik-Behandlung muß die Dosis deutlich höher (z.B. 4 – 6 Hübe) sein, damit größeres Risiko eines Blutdruckabfalles.
- Therapie einer Nitroglycerin- bzw. Nitrat-Intoxikation:
  Volumenzufuhr: z.B. Ringer-Laktat (250 – 1000 ml)
  ggf. HÄS 200 6% (250 – 500 ml)
  evtl. Dopamin-Infusion.
- Intravenöse Nitroglycerin-Gabe (50mg/50ml) über Spritzenpumpe (1 – 10 mg/h).

Muskelrelaxans: Vecuronium

Gruppe

NORCURON®

- 2-ml-Ampulle enthält 4 mg Vecuronium in Pulverform. Zu lösen mit 2 ml Aqua für Injektionszwecke. 1 ml Lösung enthält 2 mg Wirkstoff.

Dosierung:
- Präkurarisierung: z.B. 1 mg beim Erwachsenen
- Muskelrelaxierung: 0,1 mg/kg KG i.v.

Wirkungsweise:
- Als Curare-Substanz blockiert es die Erregungsübertragung an der neuromuskulären Endplatte durch Besetzung der Rezeptoren, ohne eine Erregung auszulösen (nichtdepolarisierendes Relaxans).
- Hierdurch kommt es zur vorübergehenden (ca. 20 – 30 min) Lähmung der Atem- und Skelettmuskulatur.
- Wirkungseintritt nach 2 – 3 min

Indikation:
- Einleitung und Durchführung einer Narkose
- Verhinderung von Muskelfibrillationen: Vorgabe von 1 mg beim Erwachsenen mehrere Minuten vor Gabe von depolarisierenden Relaxantien (z.B. Pantolax®)
- Muskelrelaxierung beim Notfallpatienten, z.B. bei Schädel-Hirn-Verletzten, Verdacht auf Hirndrucksteigerung, perforierende Augenverletzung

Nebenwirkung:
- Atemstillstand
- Senkung des Augeninnendruckes

Kontraindikation:
- fehlende Möglichkeiten zur Absaugung, Intubation und Beatmung
- aspirationsgefährdete Patienten
- Myasthenia gravis (sehr seltene Erkrankung mit Störung der Erregungsübertragung an den Nervenendplatten der Muskulatur)

Bemerkung:
- Die Wirkung kann durch Cholinesterasehemmer, z.B. Prostigmin®, aufgehoben werden.
- Da das Bewußtsein durch Muskelrelaxanzien nicht beeinflußt wird, darf Norcuron® nur in Kombination mit Narkosemitteln, z.B. Trapanal®, eingesetzt werden.
- Alternativ kommt die Bereithaltung von anderen nicht-depolarisierenden Muskelrelaxanzien (Tracrium®, Nimbex®, Mivacrom®, Esmeron®, Pancuronium) in Betracht, die aber meist in einem Kühlschrank aufbewahrt werden müßten.

Gruppe D

Muskelrelaxans: Succinylcholin

PANTOLAX®

- 5-ml-Ampulle (2%) enthält 100 mg Succinylcholin.

Dosierung:
- 1 – 2 mg/kg KG i.v.

Wirkungsweise:
- Blockierung der Erregungsübertragung an der neuromuskulären Endplatte, wobei zu Beginn einmalig eine Erregung ausgelöst wird (depolarisierendes Relaxans)
- Erschlaffung der Skelett- und Atemmuskulatur
- Wirkungseintritt nach ca. 1/2 – 1 Minute
- Wirkungsdauer ca. 3 – 5 Minuten

Indikation:
- kurzzeitige Muskelrelaxation, z.B. zur Narkoseeinleitung

Nebenwirkung:
- Bronchospasmus
- Bradykardie
- Freisetzung von Kaliumionen
- muskelkaterartige Beschwerden am nächsten Tag
- Histaminfreisetzung, Überempfindlichkeitsreaktionen

Kontraindikation:
- schwere Leberfunktionsstörung
- offene Augenverletzung (Erhöhung des Augeninnendrucks)
- Hyperkaliämie

Bemerkung:
- Pantolax® darf nur bei künstlicher Beatmung angewandt werden.
- Keine Wirkung auf das Zentralnervensystem.
- Das Bewußtsein bleibt voll erhalten → deshalb *nur* in Kombination mit Narkosemitteln anwenden.
- Muskelrelaxation ersetzt nicht die Narkose.
- Zur Notintubation keine Relaxierung. Im Bereich der Notfallmedizin hat Succinylcholin nur wenige Indikationen (z.B. Narkoseeinleitung beim nicht bewußtlosen, polytraumatisierten Patienten).
- Alternativ kommt die Bereithaltung von Lysthenon® (gleiche Substanz) in Betracht.

Neuroleptikum: Triflupromazin

Gruppe C

PSYQUIL®

- 1-ml-Ampulle (grün) enthält 10 mg Triflupromazin.
- Vorsicht: auch 20 mg-Ampullen (rot) im Handel.

Dosierung:
- 0,1 mg/kg KG (entspr. 5 – 10 mg beim Erwachsenen) langsam i.v.

Wirkungsweise:
- zentral dämpfend
- beruhigend, angstlösend
- antipsychotisch
- antiemetisch (brechreizmindernd)
- Verstärkung zentral wirkender Medikamente, wie Schmerzmittel, z.B. Morphin

Indikation:
- Angst-, Erregungs- und Unruhezustände (auch bei älteren Patienten)
- akute Psychosen
- starkes Erbrechen (Schwangerschaftserbrechen)
- anhaltender Singultus (Schluckauf)

Nebenwirkung:
- Blutdruckabfall
- allergische Hautreaktionen (Juckreiz)
- Auslösung epileptischer Anfälle

Kontraindikation:
- Epilepsie
- Mitralklappeninsuffizienz
- Phäochromozytom (adrenalin-/noradrenalinbildender Tumor)
- Alkoholintoxikation
- akute Lebererkrankungen

Bemerkung:
- Vorsicht bei Patienten, die bereits Beruhigungsmedikamente, z.B. vom Hausarzt, erhielten (Wirkungsüberlagerung).
- Günstig ist die Kombination von z.B. je 5 mg Morphin und Psyquil® bei Patienten mit akutem Myokardinfarkt.
- Psyquil® ist eine Substanz aus der Gruppe der Neuroleptika (wie z.B. Atosil®, Haldol®, Neurocil®), die im Gegensatz zu den Benzodiazepinen (z.B. Valium®, Tranxilium®, Adumbran®, Lexotanil®) keine Abhängigkeit erzeugen können.
- Psyquil® ist stärker sedierend als Haldol®. Es eignet sich deshalb besser zur Erstbehandlung agitierter, psychotischer Patienten.
- Therapie einer Neuroleptika-Intoxikation, z.B. mit Psyquil®, Haldol®: Akineton® (2,5 – 5 mg), zur Beseitigung der extrapyramidalen Symptomatik.

Vorsicht!
Es sind sowohl 1-ml-Ampullen mit 10 mg Wirksubstanz (zur i.v.-Anwendung) als auch 1-ml-Ampullen mit 20 mg Wirksustanz (zur i.v.-Anwendung) im Handel.

Gruppe F
Kristalloide Lsung:
Vollelektrolytlösung

RINGER-LAKTAT (= RL)

- 500-ml-Beutel-Zusammensetzung (nach DAB 7)
Natrium	=	130 mmol/l
Kalium	=	5,4 mmol/l
Kalzium	=	3,7 mmol/l
Chlorid	=	111,7 mmol/l
Laktat	=	27,2 mmol/l

Dosierung:
- je nach Flüssigkeitsmangel und Kreislaufverhältnissen

Wirkungsweise:
- Vollelektrolytlösung
- ersetzt Wasser und Elektrolyte des Extrazellulärraums

Indikation:
- Flüssigkeits- und Elektrolytverluste durch Erbrechen, Durchfall, Darmverschluß, Verbrennung
- primäres Volumenersatzmittel (insbesondere bei Säuglingen und Kleinkindern)
- Trägerlösung für Medikamente
- zum Offenhalten von peripheren und/oder zentralen Venenzugängen

Nebenwirkung:
- primär Vergrößerung des in der Blutbahn vorhandenen Flüssigkeitsvolumens mit sekundärer Verschiebung in den Zwischenzell- und Zellraum mit der Gefahr des Ödems

Kontraindikation:
- dekompensierte Herzinsuffizienz
- Volumenüberladung

Bemerkung:
- Ringer-Laktat sollte, wenn es vorübergehend als Volumenersatzmittel verwendet wird, wegen der kurzen Halbwertzeit und der Gefahr des Zellödems (z.B. Hirnödem), bald durch ein kolloidales Volumenersatzmittel, z.B. HÄS 200 6%, ersetzt werden.
- Durch den Anteil an Laktat wird die Lösung schwach alkalisierend, was sich in der großen Mehrzahl der Einsatzbereiche in der Notfallmedizin ausnutzen läßt.

Kortikosteroid: Prednisolon — Gruppe E

SOLU-DECORTIN® H

- 1-ml-Ampulle enthält 250 mg Prednisolon-21-hydrogensuccinat-Natrium, entspricht 186,7 mg Prednisolon, zu lösen in 2 ml Aqua ad inject.

Dosierung:
- initial: 250 mg – 1 g langsam i.v.

Wirkungsweise:
- entzündungshemmend
- Stabilisierung der Zellmembran
- Verbesserung der Mikrozirkulation und Gefäßerweiterung
- Erweiterung der Bronchien

Indikation:
- allergische Reaktionen
- anaphylaktischer Schock
- Reizgasinhalation
- schweres Asthma bronchiale
- Rückenmarksverletzung

Nebenwirkung:
- Anstieg des Blutzuckerspiegels
- bei zu schneller Injektion: Venenreizung, Juckreiz, Übelkeit, Ohrgeräusche

Kontraindikation:
- Magen-Darm-Geschwüre

Bemerkung:
- Wirkungseintritt frühestens nach 15 – 30 Minuten.
- Im anaphylaktischen Schock immer zuerst Sicherung der Atmung, Suprarenin® und Flüssigkeitsinfusion.
- Wegen des günstigen Wirkungsspektrums eignet sich Solu-Decortin® H besser als die hochpotenten Glukokortikoide, z.B. Dexamethason, zur Behandlung des Asthma bronchiale.
- Sondersituation: Rückenmarksverletzung
  Erstdosis sofort 30 mg/kg KG (z.B. 2 g),
  dann 5,4 mg/kg KG/h (z.B. 350 mg)

Gruppe B

Sympathomimetikum: Adrenalin

SUPRARENIN®

- 1-ml-Ampulle enthält 1 mg Adrenalin.
- 25 ml-Injektionsflasche enthält 25 mg Adrenalin.

Dosierung:
- Herz-Kreislaufstillstand:
  initial 1,0 mg (Erwachsene), ggf. unverdünnt
- Anaphylaxie:
  initial 0,02 – 0,1 mg = 0,2 – 1 ml (1 + 9 verd.)
  jeweils evtl. nach 3 – 5 Minuten wiederholen

Wirkungsweise:
- Adrenalin wird im Nebennierenmark des Menschen gebildet; es ist ein körpereigenes *Katecholamin* (wie Noradrenalin und Dopamin).
- Überträgerstoff im sympathischen Nervensystem
- Wirkung auf Alpha-Rezeptoren: Engstellung der peripheren Gefäße, z.B. von Muskulatur, Haut
- Wirkung auf Beta-Rezeptoren: Beta-1 = Erhöhung der Herzkraft und -frequenz, Beta-2 = Erweiterung der Bronchien
- Hemmung der Freisetzung von Histamin

Indikation:
- Herz-Kreislaufstillstand
- anaphylaktischer Schock

Nebenwirkung:
- Tachykardie
- Gefahr von Extrasystolen bis zum Kammerflimmern
- Pupillenerweiterung

Kontraindikation:
- Tachykardie
- tachykarde Rhythmusstörungen

Bemerkung:
- Im anaphylaktischen Schock vor der Gabe von Kortisonpräparaten: Adrenalin zuführen.
- Zu beachten ist die unterschiedliche Dosierung beim Herz-Kreislaufstillstand (10 ml) und beim anaphylaktischen Schock (0,2 – 0,5 ml!) der verdünnten Lösung.
- Um ein günstigeres Verteilungsprofil (keine Konzentrationsspitzen) zu erreichen, empfiehlt sich die Verdünnung, auch bei der Behandlung des Herz-Kreislaufstillstandes. Der Zeitverlust ist gering und kann durch Herzdruckmassage überbrückt werden.
- Suprarenin® darf nicht zusammen mit alkalisierenden Substanzen ($NaHCO_3$) zugeführt werden (Inaktivierung).
- Alternativ zur intravenösen Gabe kommt die endotracheale Gabe der (zwei- bis dreifachen) Dosis in Betracht, wenn nicht schnell genug ein Zugang zur Verfügung steht.
- Nicht mehr im Handel: Adrenalin Medihaler® Spray zur oralen Anwendung (Anaphylaxie).

Hypnotikum:
Thiopental

Gruppe D

TRAPANAL®

- 20-ml-Ampulle enthält 0,5 g Thiopental-Natrium in Pulverform. Zu lösen mit 20-ml-Aqua für Injektionszwecke. 1 ml Lösung enthält 25 mg Wirkstoff.

Dosierung:
- Narkoseeinleitung: 3 – 5 mg/kg KG (je nach Allgemeinzustand), z.B. 300 mg = 12 ml beim Erwachsenen, ggf. nach jeweils 5 – 10 Minuten die Hälfte der Dosis nachinjizieren

Wirkungsweise:
- Dämpfung bzw. Ausschaltung zentralnervöser Funktionen → schnelles Einschlafen des Patienten, Bewußtseinsverlust (kurzwirkendes Barbiturat)
- Verminderung der Auswurfleistung des Herzens
- Verminderung der Ansprechbarkeit des Atemzentrums auf CO_2 → Atemdepression
- Verminderung des Hirnstoffwechsels

Indikation:
- *Narkoseeinleitung (und -unterhaltung)*
- Sedierung

Nebenwirkung:
- Histaminfreisetzung
- Flacherwerden der Atmung → Atemstillstand
- Blutdruckabfall
- Vagusübererregbarkeit → Erbrechen → Aspirationsgefahr

Kontraindikation:
- Atemwegserkrankungen mit enggestellten Atemwegen, z.B. Asthma bronchiale
- drohendes Kreislaufversagen, z.B. bei Hypovolämie
- schwere Nieren-, Leber- und Herzmuskelschäden
- Schock
- Herzrhythmusstörungen

Bemerkung:
- Bei Anwendung von Trapanal® ist zur Sicherung eines ausreichenden Gasaustausches stets eine assistierte bzw. kontrollierte Beatmung durchzuführen.
- Paravenöse oder intraarterielle Injektionen sind unbedingt zu vermeiden, sie führen zu schweren Gewebsschäden (Nekrosen).
- Trapanal® stets *nur* allein anwenden, da es bei Vermischung mit anderen Medikamenten, z.B. Volumenersatzmitteln, zur Ausflockung kommt.

Gruppe C

Benzodiazepam:
Diazepam

VALIUM® MM

- 2-ml-Ampulle enthält 10 mg Diazepam.

Dosierung:
- Nach Indikation und Wirkung:
  5 – 20 mg i.v. (Sedierung)
  bis 60 mg i.v. (Durchbrechung eines Krampfanfalles)

Wirkungsweise:
- beruhigend, angstlösend
- Verminderung des Muskeltonus
- Herabsetzung der Krampfneigung

Indikation:
- Angst-, Erregungs- und *Unruhezustände*
- zerebrale Krampfanfälle (evtl. bis zum Status epilepticus)
- in Kombination mit Schmerzmittel (z.B. Morphin) bei Schmerzzuständen

Nebenwirkung:
- Blutdruckabfall
- Atemdepression
- Benommenheit und Schwindel
- Venenreizung (langsam injizieren)
- Mundtrockenheit
- bei älteren Patienten paradoxe Erregungs- und Verwirrtheitszustände möglich

Kontraindikation:
- deutlich eingeschränkte Atemfunktion
- Myasthenia gravis (sehr seltene Erkrankung mit Störung der Erregungsübertragung an den Nervenendplatten der Muskulatur)

Bemerkung:
- Bei psychiatrischen oder neurologischen Notfällen, z.B. Epilepsie, können deutlich höhere Dosen (bis 60 mg) notwendig werden.
- Wegen der möglichen Atemdepression und des Blutdruckabfalls entsprechende Überwachung und Sicherung der Vitalfunktionen.
- geringer. Trotzdem sind alle Vorkehrungen für eine Beatmung (Maske-Beutel) zu treffen. Dosierung: bis 1 mg/kg KG i.v.
- Alternativ kann bei Kindern Diazepam auch rektal zugeführt werden (Diazepam Desitin® rectal tube). Dosierung: 5 mg/10 kg KG.
- Vorsicht: Valium® sollte nicht mit anderen Medikamenten (z.B. Lasix®) zusammen injiziert werden (Inaktivierung bzw. Ausfällung).
- Mögliche Therapie einer Valium- (bzw. Benzodiazepin-) Intoxikation: Anexate® (initial 0,2 mg, dann jede Minute 0,1 mg bis zum Aufwachen des Patienten).
- Wegen der langen Halbwertzeit wird Valium® immer mehr durch das besser steuerbare Dormicum® ersetzt.

Betasympatholytikum: Pindolol — Gruppe **B**

VISKEN®

- 2-ml-Ampulle enthält 0,4 mg Pindolol.

Dosierung: 0,1 – 0,4 mg langsam i.v.

Wirkungsweise:
- *Beta-Rezeptoren-Blocker*
- Verminderung des Sympatikuseinflusses an Herz, Kreislauf und Bronchien
- a) Beta-1-Blockade:
  - Senkung von Herzfrequenz und -kraft → Blutdrucksenkung
  - Verminderung des Sauerstoffverbrauchs am Herzen
- b) Beta-2-Blockade:
  - Erhöhung des peripheren Widerstandes
  - Erhöhung des bronchialen Strömungswiderstandes

Indikation:
- Sinustachykardie
- supraventrikuläre Tachykardie
- absolute Tachyarrhythmie
- Vorhofflimmern, Vorhofflattern mit schneller Überleitung
- Hypertonie
- Angina pectoris

Nebenwirkung:
- Bradykardie bis zur Asystolie
- Blutdruckabfall
- Verstärkung einer Herzinsuffizienz
- Erhöhung des Bronchialwiderstandes bis zum Bronchospasmus. Vorsicht bei Asthmatikern: Durch Gabe von Betablockern kann ein akuter Asthmaanfall ausgelöst werden
- Müdigkeit, Übelkeit, Erbrechen

Kontraindikation:
- manifeste Herzinsuffizienz
- Bradykardie
- Hypotonie
- AV-Block II. und III. Grades
- Atemwegserkrankungen mit engen Atemwegen, z.B. Asthma bronchiale, chronische Bronchitis

Bemerkung:
- Als alternative Behandlung der supraventrikulären Tachykardie und absoluten Tachyarrhythmie kann auch Isoptin® angewendet werden. Es darf jedoch auf keinen Fall eine i.v.-Kombination von Kalziumantagonisten (z.B. Isoptin®) und betablockierenden Substanzen (z.B. Visken®) erfolgen.
- Alternativ kommt Beloc®, in Wirkung und Nebenwirkung vergleichbar, in Betracht. Dosierung: 0,1 mg/kg KG i.v., Wiederholung nach 5 min möglich. 5-ml-Ampulle enthält 5 mg Metoprolol.
- Therapie einer Betablocker-Intoxikation:
  Atropin® (0,5 – 2 mg), Alupent® (0,1 – 0,5 mg), ggf. Berotec 200®-Spray (2 – 3 Hübe), Dopamin-Infusion.

Gruppe B

Antiarrhythmikum: Lidocain

XYLOCAIN®

- 5-ml-Ampulle (2%) enthält 100 mg Lidocain.

Dosierung:
- initial: 100 mg i.v., evtl. 50 mg nachinjizieren (nach 10 min)

Wirkungsweise:
- Verlangsamung des Natriumeinstromes an der Zellmembran (Membranstabilisierung)
- Verzögerung der Reizbildung, Reizfortleitung und Reizausbreitung
- bevorzugte Wirkung auf die Herzkammer

Indikation:
- *ventrikuläre Extrasystolen*
- Kammertachykardie
- Kammerflimmern/-flattern
- Digitalisintoxikation

Nebenwirkung:
- Blutdruckabfall
- Bradykardie
- AV-Block III. Grades
- Asystolie
- Schwindel
- Gefühlsstörungen
- Bewußtseinsstörungen
- Überdosierungszeichen: bei über 750 mg/h zu erwarten → Benommenheit, Muskelzuckungen bis zum Krampfanfall, Bewußtlosigkeit

Kontraindikation:
- AV-Block II. und III. Grades
- Bradykardie

Bemerkung:
- Xylocain® hat eine kurze Wirkungsdauer, es ist deshalb sinnvoll, nach einer Bolusinjektion (100 mg) mit einer Dauertropfinfusion die Behandlung fortzusetzen.
- Es beeinflußt nicht die Kontraktionskraft und Auswurfleistung des Herzens.
- Xylocain® wurde als örtliches Betäubungsmittel entwickelt und kann auch als solches eingesetzt werden, z.B. 2 – 3 ml subcutan zum Legen eines Venenkatheters bei nicht bewußtlosen Patienten.
- Bei Herz- und/oder Niereninsuffizienz sowie bei Patienten im Schock sollte die Dosis reduziert werden (0,5 mg/kg KG).
- Alternativ zur intravenösen Gabe kommt die endotracheale Gabe der (doppelten) Dosis in Betracht, wenn nicht schnell genug ein venöser Zugang zur Verfügung steht.

TODESFESTSTELLUNG

Nur durch einen *Arzt* definitiv durchzuführen!
Rettungssanitäter/-assistenten sollten prinzipiell mit der Reanimation beginnen!

 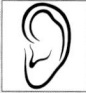 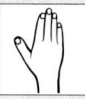

Klinischer Tod: *Wiederbelebung möglich*

Unsichere Todeszeichen:

- Bewußtlosigkeit
- Atemstillstand
- Herz-Kreislaufstillstand
- Reflexlosigkeit
- Unterkühlung

Unverzüglich Reanimation einleiten!
s. Kardiopulmonale Reanimation S. 33 bzw. S. 171

Biologischer Tod: *Keine Wiederbelebung möglich*

Sichere Todeszeichen:

- Totenflecke
  - an tiefgelegenen, nicht aufliegenden Körperpartien rötlich-blaue Verfärbungen
  - Beginn ca. 1/2 Stunden nach Todeseintritt
  - bleiben ca. 12 Stunden wegdrückbar
  - können bei ausgeblutetem Organismus ausbleiben
- Totenstarre
  - Beginn ca. 3 Stunden nach Todeseintritt
  - vom Kiefer auf den übrigen Körper absteigend
  - löst sich nach einigen Tagen wieder
- Auskühlung
  - Körpertemperaturabfall ca. 1° C pro Stunde, von den Umgebungsbedingungen abhängig
- Fäulnis
  - Beginn ca. 2 Tage nach Todeseintritt, von Umgebungstemperatur abhängig

Leichenschau:	● Todeszeitpunkt	–	Zeitpunkt des irreversiblen Kreislaufstillstandes bzw. der Beginn der erfolglosen Wiederbelebungsversuche, ggf. Zeitpunkt des Nachweises des Hirntodes
	● Natürlicher Tod	–	durch innere Erkrankungen bedingt, keine äußere Einwirkung
	● (Verdacht auf) Nichtnatürlicher Tod	–	Unfall, Tötung, Selbstmord, unklare Todesumstände, unbekannte Leiche, sonstige besondere Umstände
		–	Polizei/Staatsanwaltschaft hinzuziehen!
	● Todesbescheinigung	–	Personalien: Name, Vorname, Geburtsdatum, -ort, Wohnort, Straße
		–	Todesort, Todeszeitpunkt, Todesursache, evtl. weitere Erkrankungen, Infektiosität
	● weitere Abwicklung	–	evtl. Beschlagnahme durch Staatsanwaltschaft, sonst Abholung durch Bestattungsunternehmen/kommunale Einrichtungen
	● Tod auf dem Transport	–	je nach Ausgangslage (und Bundesland) Friedhof oder Rechtsmedizinisches Institut (evtl. Krankenhaus) anfahren

Merke:
- Die Angehörigen eines soeben Verstorbenen befinden sich in einer absoluten Ausnahmesituation. Berücksichtigen Sie das bei Ihrem Verhalten!
- Geben Sie den Angehörigen alle möglichen Hilfestellungen zur organisatorischen Abwicklung der anstehenden Maßnahmen!
- Eine Leichenschau sollte grundsätzlich nur bei einem vollständig entkleideten Leichnam durchgeführt werden und alle Regionen umfassen (Leiche umdrehen).

MELDEPFLICHT ÜBERTRAGBARER ERKRANKUNGEN
(Bundesseuchengesetz)

- *Verdachtsfall, Erkrankung, Todesfall an:* Botulismus; Cholera; Enteritis infectiosa (Salmonellose, andere Formen); Fleckfieber; Lepra; Milzbrand; Ornithose; Paratyphus A, B und C; Pest; Pocken; Poliomyelitis; Rückfallfieber; Shigellen-Ruhr; Tollwut; Tularämie; Typhus abdominalis; virusbedingtes hämorrhagisches Fieber.

- *Konnatale Erkrankung und Todesfall an:* Zytomegalie; Listeriose; Lues; Toxoplasmose; Rötelnembryopathie.

- *Erkrankung und Todesfall an:* Brucellose; Creutzfeldt-Jakob; Diphtherie; Gelbfieber; Leptospirose; Malaria; Meningitis/Encephalitis; Q-Fieber; Rotz; Trachom; Trichinose; Tuberkulose (aktive Formen); Virushepatitis; anaerobe Wundinfektionen (Gasbrand, Tetanus).

- *Todesfall an:* Grippe; Keuchhusten; Masern; Puerperalsepsis; Scharlach.

HUBSCHRAUBEREINSATZ

Indikation:
- Notarztzubringer (bei größeren Strecken)
- Primäreinsatz in ländlichen Gebieten
- Sekundäreinsatz (Klinikverlegung)
- Transport von technischen Geräten (z.B. Rettungsschere der Feuerwehr, etc.)
- Transport von Blut, Organen oder medizinischem Personal
- schonender Transport, z.B. von Wirbelsäulenverletzten

Landeplatzauswahl:
- Suche nach ebenem Gelände
- Mindestfläche 35 m x 35 m
- fester, staubfreier Untergrund
- Hindernisfreiheit auf ca. 100 m
- Vorsicht: Überlandleitungen (Hochspannung)

Korrektes Verhalten bei Annäherung des RTH:
- ausgesuchten Landeplatz deutlich hervorheben (z.B. bei Nacht Ausleuchtung mit Autolicht)
- bewegliche Landeplatzmarkierung entfernen
- Neugierige zum Verlassen des Platzes auffordern
- Patienten gegen Wind, Staub, etc. schützen
- Einweisung des RTH (mit Rücken gegen den Wind stehen, Standort nicht verlassen)
- Annäherung an den RTH nur, wenn Rotorblatt steht oder auf Handzeichen der Besatzung

Wichtige Übermittlungszeichen:

Hand- und Farbzeichen

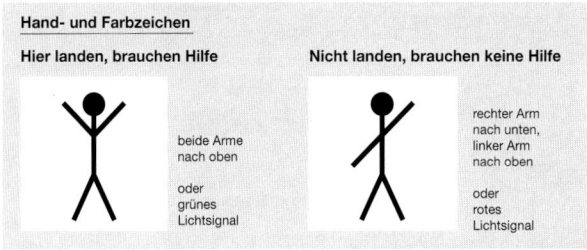

Hier landen, brauchen Hilfe

beide Arme nach oben

oder grünes Lichtsignal

Nicht landen, brauchen keine Hilfe

rechter Arm nach unten, linker Arm nach oben

oder rotes Lichtsignal

Probleme:
- beschränkte Landemöglichkeiten in dicht besiedelten Landstrichen
- enge räumliche Verhältnisse mit eingeschränkten Diagnose- und Therapiemöglichkeiten während des Transports
- hoher Geräuschpegel, einengende Lagerung, schneller Steig- und Sinkflug verängstigen den Patienten

TRANSPORT GEFÄHRLICHER GÜTER

Orangefarbiges, viereckiges Warnschild (30 x 40 cm).

- An Tankfahrzeugen, auf Straße und Schiene, mit Kennzeichnungsnummer bzw. an Lkw, Eisenbahnwaggon für Stückguttransport ohne Kennzeichnungsnummer. Daran befestigt: Gefahrzettel mit näheren Angaben. Insbesondere wichtig: Hinweise auf besondere Gefahren (R-Sätze) und Sicherheitsratschläge (S-Sätze), die im Sicherheitsdatenblatt enthalten sind (Ziffer 15).
- Warntafeln und Gefahrzettel geben Auskunft über Art des transportierten Gutes und die von ihm ausgehende Gefährdung.

Die obere Gefahrennummer *(Kemler-Zahl)* besteht aus Ziffernkombinationen. Die erste Ziffer gibt die Hauptgefahr, die zweite und dritte Ziffer zusätzliche Gefahren an. Ziffernverdopplung deutet auf besonders starke Wirkung hin, z.B. 66 = sehr giftig. Sind auf einem derartigen Schild keine Zahlen angebracht, so enthalten die Taschen an der Rückseite des Schildes informierende Begleitpapiere.

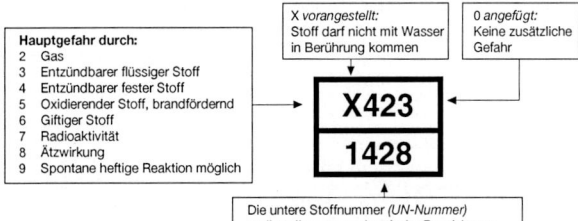

Weitere Informationen sind den Fahrzeug- bzw. Begleitpapieren (Unfallmerkblätter) zu entnehmen, welche (auch in deutscher Sprache) stets mitgeführt werden müssen.

Sondersituation Binnenschiffe: Ein blauer Kegel/Licht: Feuergefahr
Zwei blaue Kegel/Lichter: Ammoniak oder ähnliche Stoffe
Drei blaue Kegel/Lichter: Explosionsgefahr

Merke:
- Bei Unfall mit Beteiligung eines derartigen Fahrzeuges immer sofortige Benachrichtigung der Feuerwehr!
- Zusätzlich können Informationen über das Transport-Unfall-Informations- und Hilfeleistungssystem (TUIS) eingeholt werden. Z.B. Werkfeuerwehr der BASF AG Ludwigshafen (06 21) 6 04 33 33

Vorsicht! Die Farbcodierung von Druckgasbehältern, z.B. Sauerstoff = blau, Stickstoff = grün, soll in naher Zukunft geändert werden.

oranger Grund:	oranger Grund:	oranger Grund:	grüner Grund:	roter Grund:

Explosionsgefährlich	Explosionsgefährlich Unterklasse 1.4	Explosionsgefährlich Unterklasse 1.5	Nichtbrennbare Gase	Feuergefährlich (Entzündbare flüssige Stoffe)

rote Längsstreifen:	untere Hälfte roter Grund:	blauer Grund:	gelber Grund:	weißer Grund:

Feuergefährlich (Entzündbare feste Stoffe)	Selbstentzündlich	Entzündliche Gase bei Berührung mit Wasser	Entzündend wirkende Stoffe oder organische Peroxide	Giftig

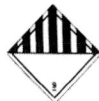
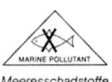

Gesundheitsschädlich   Infektiös   Ätzend   Verschiedene gefährliche Stoffe   Meeresschadstoffe

	obere Hälfte gelber Grund:	weißer Grund:	obere Hälfte gelber Grund:	obere Hälfte gelber Grund:
	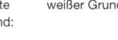	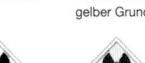		
		Radioaktiver Stoff in Versandstücken der Kategorie I-weiß	Radioaktiver Stoff in Versandstücken der Kategorie II-gelb	Radioaktiver Stoff in Versandstücken der Kategorie III-weiß

GROSSCHADENSEREIGNISSE – KATASTROPHEN

Großunfall: Begrenztes, mit den in der Region zur Verfügung stehenden Mitteln (Rettungsdienst, Technische Dienste, Krankenhäuser) beherrschbares Ereignis.

Katastrophe: Ereignis außergewöhnlichen Ausmaßes, mit den vorhandenen Mitteln nicht beherrschbar, Hilfe von außen notwendig.

Notfallmedizin: Unter günstigen Voraussetzungen (viele Helfer, ausreichend Material) werden wenige Notfallpatienten optimal versorgt.

Katastrophenmedizin: Mit sehr beschränkten Mitteln (wenige Helfer, kaum Material) muß das Überleben vieler Patienten sichergestellt werden. Es besteht ein Mißhältnis zwischen der benötigten Hilfe und den Behandlungsmöglichkeiten. Daraus ergibt sich die Notwendigkeit zur Festlegung von Prioritäten (Sichtung).

Merke: Gerade in der Situation eines Großschadensereignisses mit vielen gleichzeitig betroffenen Patienten ist ein besonnenes und systematisches Vorgehen Voraussetzung für eine optimale medizinische Hilfe.

DER LEITENDE NOTARZT

Voraussetzungen:
- fundiertes notfallmedizinisches Wissen (Fachkunde Rettungsdienst)
- Gebietsarzt-Anerkennung (z.B.: Arzt für Anästhesiologie)
- mehrjährige, kontinuierliche Tätigkeit als Notarzt
- theoretische und praktische Fähigkeiten in der gleichzeitigen Versorgung mehrerer Notfallpatienten
- detaillierte Kenntnisse der regionalen (medizinischen) Infrastruktur
- entsprechende Weiterbildung durch Landesärztekammer

Aufgaben:
- Information über Gesamtsituation
- medizinische Einsatzleitung
- ständige Kommunikation mit der Rettungsleitstelle
- intensive Zusammenarbeit mit der technisch-organisatorischen Einsatzleitung vor Ort

Sichtung:

I.
> *Unmittelbare vitale Bedrohung*
> → **Behandlungspriorität**
> z.B. Atemfunktionsstörungen, Schock(-gefahr)
>
> *Maßnahmen:* Lagerung, Freimachen – Freihalten der Atemwege, Schockbekämpfung, Schmerzmittel

II.
> Ausgedehnte Verletzungen, *frühestmögliche Operation*
> → **Transportpriorität**
> z.B. offene Frakturen, große Verletzungen, Brustkorb-/Bauchverletzungen
>
> *Maßnahmen:* Schockprophylaxe, Wundabdeckung, Lagerung, Schmerzmittel, Sedierung

III.
> *Geringerer Verletzungsumfang*
> → **Verzögerte Behandlung**
> z.B. geschlossene Frakturen, kleinere Verletzungen
>
> *Maßnahmen:* Lagerung, Wundabdeckung, Schmerzmittel, Sedierung

IV.
> Massivste *Polytraumatisierungen*
> → **Abwartende Behandlung**
> z.B. Mehrhöhlenverletzungen, Verbrennungen über 80%, klinisch Tote
>
> *Maßnahmen:* Lagerung, Überwachung, Schmerzmittel, keine Herz-Lungen-Wiederbelebung möglich

Ziel: Die bestmögliche Hilfe für die größtmögliche Zahl von Betroffenen.

Die Maßnahmen sind immer abhängig von den zur Verfügung stehenden Möglichkeiten und müssen jeweils den augenblicklichen Bedingungen angepaßt werden.

Keine unkoordinierten Behandlungs- und Transportmaßnahmen(– Leitender Notarzt –).

Kontinuierlicher Informationsaustausch mit anderen Hilfseinheiten (Polizei, Feuerwehr etc.) und insbesondere mit der Rettungsleitstelle. Diese hat die benötigten Helfer und Fahrzeuge an den Schadensort zu dirigieren und, in Rücksprache mit den Krankenhäusern und dem Leitenden Notarzt, den gezielten Abtransport zu organisieren.

Wird ein gewisser Schadensumfang überschritten, sind die Verwaltungsorgane hinzuzuziehen. Diese können Katastrophenalarm auslösen.

Katastrophen-schutz:	Neben Feuerwehr, Technischem Hilfswerk etc. sind die Hilfsorganisationen hier als Sanitätsdienst beteiligt.
Sanitätsdienst: (STAN 042)	Züge (für die Erstversorgung von 80 – 100 Katastrophenopfern), jeweils in Zugtrupp, Sanitätsgruppe, Verletztentransportgruppe, ggf. Arztgruppe unterteilt.
Sanitätszug (SZ): (50 Helfer, davon 2 Ärzte)	Aufsuchen von Verletzten, erste (ärztliche) Hilfe, Transport zu Versorgungsstellen.
Fahrzeuge:	4 PKW, z.B. VW Bus 1 Krad 2 Arzttransportkraftwagen (mit je vier Nottragen) 1 Materialtransportfahrzeug 4 Krankentransportwagen (mit je vier Tragen)
Sanitätszug Arzt (SZA): (28 Helfer, davon 2 Ärzte)	Erweiterte (ärztliche) Hilfsmaßnahmen, Sichtung, Erzielung der Transportfähigkeit.
Fahrzeuge:	2 PKW, z.B. VW Bus 1 Krad 2 Arzttransportkraftwagen (mit je vier Nottragen) 1 Materialtransportfahrzeug 1 Krankentransportwagen (mit vier Tragen)
Sanitätszug Transport (SZT): (28 Helfer)	Transport in (Hilfs-) Krankenhäuser.
Fahrzeuge:	3 PKW, z.B. VW Bus 1 Krad 4 Krankentransportwagen (mit je vier Tragen)

EINSATZKISTE: GROSSUNFALL

Zur Erstversorgung von 5 – 10 Schwerverletzten/Verbrannten.

Infusionen:
- kolloidale *Volumenersatzmittel* (z.B. HÄS 200 6%)
  10 Beutel à 500 ml

- Vollelektrolytlösung (z.B. Ringer-Laktat)
  5 Beutel à 500 ml

Medikamente:
- *Analgetikum* (z.B. Ketanest®)
  10 Ampullen je 50 mg
- *Sedativum* (z.B. Valium® MM)
  10 Ampullen je 10 mg

Hierzu **Material:**
- 15 Infusionsbestecke
- 15 Venenverweilkanülen
- 30 Fixierpflaster
- 20 Spritzen (2 ml), Kanülen (Gr. I)
- 15 Alkoholtupfer
- 2 Venenstauer, z.B. Kautschukschlauch

Weiterhin:
- 10 Wärmeschutzfolien
- 10 Brandwundentücher, groß

Zusammengefaßt in einer stabilen Leichtmetallkiste (evtl. mehrere Kisten dieses Typs), die an einem jederzeit erreichbaren Ort (Rettungsleitstelle) deponiert wird, ermöglicht diese Ausrüstung eine Notfallbehandlung vor Ort unabhängig von Fahrzeugen.

SERA - PLASMADERIVATE

In den Notfalldepots der Landesapothekerkammern stehen in derzeit 84 deutschen Krankenhäusern (Information z.B. über Uniklinik Ulm, Tel. (07 31) 5 02-47 73) folgende Immunglobuline etc. bereit:

- Tollwut
- Botulismus
- Diphterie
- FSME
- Gasbrand
- Röteln
- Varizella-Zoster

- PPSB
- Berinest® HS
- Schlangengift-Immunserum Behring
- polyvalentes Immunglobulin
- Hepatitis
- Tetanus

NOTFALLKOFFER

Grundausrüstung im Rettungsdienst, die bei jedem Notfallpatienten unmittelbar zur Verfügung stehen sollte.

I. Diagnostische Einheit
- Stethoskop
- Reflexhammer
- Blutzuckerteststreifen
- Blutdruckmeßgerät
- Taschenlampe
- Pulsoxymeter

II. Atmungs-Einheit
- Absaugvorrichtung
- Sauerstoffflasche (mindestens 200 l)
- Beatmungsbeutel und -masken (versch. Größen)
- Sauerstoff-Reservoirbeutel
- Intubationsbesteck
- Absaugkatheter (verschiedene Größen)
- Nasensonde
- Rachentuben (Guedel-, Wendl-) (versch. Größen)
- Endotrachealtuben (versch. Größen)
- Pleurapunktionsbesteck (Braunüle MT®)

II. Kreislauf-Einheit
- Infusionslösungen: Vollelektrolytlösung, z.B. Ringer-Laktat, kolloidale Volumenersatzmittel, z.B. HÄS 200 6%, 6%, Natriumbikarbonat 8,4%
- Venenverweilkanülen
- Venenverweilkatheter
- Tupfer, Pflaster, sterile Mullkompressen, Verbandpäckchen, Brandwundenverbandpäckchen
- Desinfektionsspray
- Spritzen und Kanülen in versch. Größen
- Schutzhandschuhe

IV. Notfallmedikamente
- s.S. 231 – 264

Bei Bedarf: EKG-Monitor/Defibrillator, Infusions-, Spritzenpumpen, Notfallrespirator

KINDER-NOTFALLKOFFER

Zusätzlich zu dem für die Versorgung Erwachsener konzipierten Notfallkoffer sollte in den Rettungsfahrzeugen ein speziell für die Erstversorgung von Kindern zusammengestellter Koffer zur Verfügung gehalten werden.

MEDIZIN-GERÄTEVERORDNUNG (MedGV) bzw. MEDIZINPRODUKTEGESETZ (MPG)

Vorschriften über das Inverkehrbringen, Betreiben und Anwenden von Geräten zur Untersuchung und Behandlung in der Medizin. Insbesondere sind geregelt: Durchführung von Funktionsprüfungen und Einweisung des Bedienungspersonals (für energetisch betriebene Geräte) z.B. Defibrillatoren, Beatmungsgeräte, Infusionspumpen, Intubatoren) sowie die Vorhaltung eines Gerätebuches, der Gebrauchsanweisung und der Bestellung eines Geräteverantwortlichen.

Merke: Die Vorschriften der MedGV und MPG müssen beachtet werden.

GEGENGIFTPAKET

Folgende Medikamente sollten in einer handlichen Box in jedem Notarztwagen vorhanden sein:

Spezifische Antidota:

- 2 Amp. *Atropinsulfat* (100 mg) → bei Alkylphosphatintoxikation
- 1 Amp. *4-DMAP* (250 mg) → bei Zyanidintoxikation, z.B. Blausäure, Schwefelwasserstoff
  10 Amp. *Natriumthiosulfat* 10% (1000 mg)
- 1 Amp. *Anticholium®* 2 mg → bei Atropinintoxikation, Antidepressivaintoxikation
- 2 Amp. *Narcanti®* 0,4 mg → bei Opioidintoxikation, z.B. Heroin

Unspezifische Mittel:

- 1 *Dosieraerosol Auxiloson®* (10,5 g) → Entzündungshemmung in den Atemwegen
- 3 Beutel *Isogutt®* (100 ml) → Augenspülung
- 2 OP *Ipecacuanha-Sirup* → Auslösen von Erbrechen
- 1 Flasche *sab simplex®* (30 ml) → Entschäumung
- 1 Flasche *Paraffinöl* (250 ml) → bei fettlöslichen Substanzen, z.B. Benzin
- 1 Beutel *Glaubersalz* (50 mg) → Auslösung von Durchfällen
- 2 Becher *Kohle-Pulvis®* (10 g) → bei wasserlöslichen Substanzen, z.B. Tablettenintoxikation
- *Roticlean®* (100 ml) → Giftentfernung von Haut und Schleimhaut (Magenspülung)

Weiterhin:

- *Magenspülzubehör*
- Magenspülflüssigkeit
- *50-ml-Gefäße* zur Sicherstellung von Erbrochenem
- *Plastiktüten*
- 100-ml-Spritze

SPRACHTABELLE

	Englisch
Welche Beschwerden haben Sie?	What is the matter with you?
Wie lange haben Sie diese Beschwerden?	How long do you have these troubles?
Zeigen Sie mir, wo es Ihnen wehtut!	Show me where you feel pain!
Atmen Sie tief ein und aus!	Please breath deeply!
Welche Medikamente nehmen Sie ein?	What kind of drugs do you take?
Wir müssen Sie in ein Krankenhaus bringen.	We have to take you to hospital.

	Serbokroatisch
Welche Beschwerden haben Sie?	Kakve poteškoće imate?
Wie lange haben Sie diese Beschwerden?	Kako dugo imate ove poteškoće?
Zeigen Sie mir, wo es Ihnen wehtut!	Pokažite mi, gde vas boli!
Atmen Sie tief ein und aus!	Duboko udišite i ižcišite!
Welche Medikamente nehmen Sie ein?	Kakve ste lijekove uzimali do sada?
Wir müssen Sie in ein Krankenhaus bringen.	Moram vas odneti u Bolniciu institut.

Italienisch	Spanisch
Che disturbi ha?	¿Que clase de molestias tiene Usted?
Da quanta tempo ha questi disturbi?	¿Desde cuándo tiene Usted estas molestias?
Mi indichi dove le fa male!	¡Enseneme dondo le duele!
Respiri profondamente!	¡Respire profundamente!
Che medicine ha preso?	¿Que clase de medicamentos le dieron?
Lo dobbiamao ricoverare in un' ospedale!	¡Tengo que transportarle a un hospital!

Türkisch	Französisch
Ne gibi sikâyetleriniz vardir?	Quelles douleurs avez-vous?
Bu sikâyetleriniz ne zamandanberi vardir?	Depuis quand avez-vous ces douleurs?
Buraya ağriyan yerinizi gösteriniz!	Montrez où vous avez mal!
Derin nefes alip veriniz!	Respirez profondement!
Ne gibi ilaĉlar Kullandiniz?	Quels médicaments prenez-vous?
Sizi hastaneye götürmek zorundayiz!	Nous devons vous emporter dans un hospital!

LITERATURVERZEICHNIS (AUSWAHL)

- Ahnefeld, F.W., W. Dick, J. Kilian, H.-P. Schuster: Notfallmedizin. 2. Auflage, Springer, Heidelberg 1990
- Dreisbach, R. H., W.O. Robertson: Handbook of Poisoning. 12th Edition, Appleton & Lange, Norwalk 1987
- Eliastam, M., L. Sternbach, M.J. Bresler: Manual of Emergency Medicine. 5th Edition, Year Book, Medical Publishers, Chicago, London 1989
- Engelhardt, G.H., R. Mennigen: Kompendium der präklinischen Notfallmedizin. Stumpf & Kossendey, Edewecht, Wien 1998
- Gorgaß, B., F.W. Ahnefeld, R. Rossi: Rettungsassistent und Rettungssanitäter. 4. Auflage, Springer, Heidelberg 1997
- Gross, R., K.-D. Grosser, V. Hombach, H.-G. Sieberth: Der internistische Notfall. Schattauer, Stuttgart 1990
- Halhuber, M. Harloff: Notfälle in der Inneren Medizin. 10. Auflage, Urban & Schwarzenberg, München 1993
- Hintzenstern U. v.: Notarztleitfaden. Jungjohann, Ulm 1996
- Jensen, S.A.: Paramedic Handbook. Multi-Media Publishing, Denver, Colorado 1983
- Kirschnick, O.: Kompendium Rettungsdienst. Urban & Schwarzenberg, München 1997
- Mills, J., M.T. Ho, D.D. Trunkey: Current Emergency Diagnosis & Treatment. 2nd Edition, Lange Medical Publications, Los Altos, California 1985
- Müller, S.: Memorix Notfallmedizin. Chapmann & Hall, Weinheim 1995
- Rosen, P., F.J. Baker, G.R. Braen, R.H. Dailey, R.C. Levy: Emergency Medicine. Concepts and clinical practice. C.V. Mosby, St. Louis, Washington, Toronto 1988
- Safar, P., N.G. Bircher: Cardiopulmonary Cerebral Resucitation. 3rd Edition, W.B. Saunders, London 1988
- Schuster, H.P.: Notfallmedizin. Symptomatologie und erste Versorgung der akut-lebensbedrohenden Zustände. 4. Auflage, F. Enke, Stuttgart 1989
- Sefrin, P.: Notfalltherapie. 5. Auflage, Urban & Schwarzenberg, München 1991
- Tintinalli, J.E., R.L. Krome, E. Ruiz: Emergency Medicine. A comprehensive study guide. 2nd Edition. Mc Graw-Hill, New York, St. Louis, San Francisco 1988
- Weidle, R., J. Rentsch, G. Sterzel: Prähospitale Notfallversorgung. Barth, Heidelberg 1990

STICHWORTVERZEICHNIS

A

Abdomen, akutes — 135
Abdominal-Trauma — 18, 24, 38, 133
Abort — 147
Absaugen — 26
Actilyse® — 82
Active Compression-Decompression (ACD) — 35
Adams-Stokes-Anfall — 75
Adalat® 5 — 232
Aderlaß, unblutig — 30
Aethanolintoxikation — 181
Aethylalkoholintoxikation — 181
AICD — 80
Airbag (SRS) — 19
Akineton® — 257
Akrinor® — 233
Alkalose — 115
Alkoholintoxikation — 181
Alkylphosphatintoxikation — 44, 191
Alveolarruptur — 129
Ammoniak — 179
Amphetaminintoxikation — 163
Anaphylaktischer Schock — 95
Anatomie — 127, 134
Anexate® — 262
Angina pectoris — 83
Antiarrhytmika — 76
Anticholium® — 44
Antidota — 44
Aortenaneurysma — 103
Aortokavales Kompressions-Syndrom — 149
Apgar-Schema — 161
Apoplektischer Insult — 53
Appendizitis — 135
Arrhythmie — 75
Arsen-Intoxikation — 179
Arterienverschluß — 103
Aspiration — 67
Aspisol® — 234
Asthma bronchiale — 25, 69
Asystolie — 37
Atembewegungen — 16
Atemfrequenz — 26, 165
Atemgeräusch — 16
Atemnot — 66, 166, 167
Atemschutz — 19
Atemstillstand — 25, 33, 36

Atemstörung — 16, 22, 25, 51, 65 - 71
Atemstoß — 16
Atemwege — 25, 36
Atemzugvolumen — 26, 165
Atmung — 14, 16, 25, 65
Atropin — 44, 235
Atropinintoxikation — 185
Augenschmerzen — 224
Augenverletzung — 224
Ausbildung — 10
Ausrüstung — 274
Auswurf — 16
Automatischer interner Cardioverter/Defibrillator — 80
Auxiloson® — 45
AV-Block — 75, 77
AV-Dissoziation — 75
Azidose — 115

B

Bauchspeicheldrüse — 135
Bauchverletzung — 24, 38, 133
Beatmung — 25, 26
Benzinintoxikation — 195
Benzol — 195
Berotec® 200 — 236
Beruhigungsmittel — 185
Betablocker — 37, 263
Bettennachweis — 289
Bewußtlosigkeit — 21, 51, 52, 118
Bewußtseinsstörung — 48, 49, 50
Bigeminus — 75
Bittermandelintoxikation — 193
Blausäureintoxikation — 193
Blutdruckmessung — 17
Bluterbrechen — 139
Bluthusten — 68
Blutstillung — 30
Blutung - Schädel — 121
Blutung - Scheide — 147
Blutverlust — 140
Bradykardie — 75, 77
Bronchitis — 68
Bronchusabriß — 127
Brustschmerz — 84
Buchstabiertafel — 284
Bundesseuchengesetz — 266
Buscopan® — 237

C

Charrière _____ 28
Chlorintoxikation _____ 179
CO-Intoxikation _____ 175
CO_2-Erstickung _____ 177
Coma siehe Koma
Cyanintoxikation _____ 44, 193

D

Defibrillation _____ 32, 33, 37
Dehydratation _____ 111
Delir _____ 50
Diagnostik, erweiterte _____ 15
Digitalisintoxikation _____ 249
Distorsion _____ 141
4-DMAP _____ 44
Dopamin _____ 238
Dormicum® _____ 239
Druckfallerkrankung _____ 226
Druckkammern _____ 287
Druckpunkt _____ 35
Duodenalulkus _____ 135, 139
Durchfall _____ 42, 201

E

Ebrantil® _____ 240
Einhelfermethode _____ 34
Einsatzbewertung _____ 10, 11
Einsatzliste: Großunfall _____ 273
Einweisung _____ 10
Einwilligung _____ 10
EKG _____ 17, 37, 74, 75
Eklampsie _____ 153
Elektromechanische
Entkoppelung _____ 75
Endotrachealtuben _____ 28
Epiglottitis _____ 166
EPH-Gestose _____ 151
Epilepsie _____ 61
Erbrechen _____ 41, 201
Erfrierung _____ 221
Erregungszustand _____ 63
Erstbehandlung _____ 14
Erstuntersuchung _____ 14
Ertrinken _____ 227
E-605-Intoxikation _____ 44, 191
Euphyllin® 200 _____ 241
Extrasystolie _____ 79
Extremitäten-Trauma _____ 18, 24, 38, 141

F

Fachkundenachweis _____ 10
Faustschlag, praekordial _____ 32

Fehlgeburt _____ 147
Fenistil® _____ 242
Fentanyl® _____ 252
Fettlösliche Substanzen _____ 141
Frakturen, Einteilung _____ 140
Freihalten - Atemwege _____ 25, 27
Freimachen - Atemwege _____ 25
Funkfrequenzen _____ 288

G

Gasverseuchung _____ 19, 43
Geburt _____ 155
Gefährliche Güter _____ 268
Gefäßverschluß _____ 103, 105
Gefahrnummer _____ 268
Gefahrzettel _____ 269
Gegengifte _____ 44, 275
Gesichtsverletzung _____ 123
Gestose _____ 151
Giftaufnahme _____ 41
Giftausscheidung _____ 43
Giftbisse (Schlangen, Insekten) _____ 46
Gifteinwirkung _____ 43
Giftinformationszentralen _____ 286
Giftstiche _____ 46
Gilurytmal® _____ 243
Glasgow-Coma-Scale _____ 50
Glaukomanfall _____ 225
Glucose _____ 55, 244
Großschadensereignis _____ 270
Guedeltubus _____ 29
Gynäkologische Notfälle _____ 145

H

Hämatothorax _____ 127
Hämoptoe _____ 68
HÄS 200 6% _____ 245
Halsmanschette _____ 19, 39
Harnverhalt _____ 134
Haschisch _____ 63
Haut _____ 16, 17
Heroinintoxikation _____ 189
Herzbeuteltamponade _____ 127
Herzdruckmassage _____ 35, 171
Herzinfarkt _____ 83
Herzinsuffizienz _____ 85
Herzkontusion _____ 127
Herz-Kreislauf-Störung _____ 23, 20, 51, 73 - 105
Herzrhythmusstörung _____ 76, 86
Herzschrittmacher _____ 80
Hibler-Packung _____ 219
Hirnfunktion _____ 15

Hilfsorganisationen 285
Hirnhautentzündung 50
Hitzeerschöpfung 207
Hitzeohnmacht 205
Hitzeschaden 201
Hitzschlag 209
Hochspannung 19, 229
Hodenschmerzen 134
Hormonstörung 50
Hyperhydratation 111
Hyperosmolares Koma 56
Hypertensive Krise 99
Hyperventilation 26
Hyperventilationstetanie 71
Hyperglykämie 55, 57
Hypnomidate® 246
Hyposystolie 37, 75
Hubschraubereinsatz 267

I
Ileus 135
Immunglobuline 273
Indikation: Notarzt 20
Infektionskrankheiten 50
Informationszentralen 286
Infusionstherapie 31, 250, 256
Inhalation 41
Inneres Milieu 13
Insektenstich 46
Intoxikation 41, 173 - 201
Intubation 27, 36, 42
Ipecacuanha 41, 45, 275
Isoptin® 247

K
Kälteschäden 203
Kalium 37
Kalziumantagonisten 247, 232
Kammerextrasystolen 80, 81
Kammerflimmern 37
Kammertachykardie 79
Kardiogener Schock 23, 30, 89
Kardiopulmonale
Reanimation 33 - 37, 171
Kardioversion 32
Katastrophe 270
Katastrophenschutz 272
Kemmler Zahl 268
Ketanest® 248
Ketoazidot. Koma 56
Kieferverletzung 123
Kindernotfälle 163 - 171
Kinder-Notfallkoffer 274

Kinder-»Normalwerte« 165
Kinder-»Dosierungen« 164
Kohlekompretten 42, 45, 275
Kohlendioxid 177
Kohlenmonoxid 175
Kohlenwasserstoffverbindungen 195
Kokain 63
Kolik 135
Koma diabetikum 57, 59
Koma hepatikum 50
Koma uraemikum 50
Krämpfe 15, 153, 169
Kreislauf 13, 14, 17
Kreislaufstillstand 30, 33, 36
Kreislaufstörung 73 - 115
Kruppsyndrom 166, 167

L
Lackverdünner 195
Lagerung 21 - 25, 30, 34, 36
Lähmung 15
Lanitop® 249
Larynxmaske 28
Lasix® 250
Laugenverätzung 43, 199
Lebensmittelintoxikation 201
Leberverletzung 133
Leichenschau 266
Leitender Notarzt 270
Linksherzinsuffizienz 30, 85
Literaturverzeichnis 278
Liquemin® N 251
Lown-Klassen 80
LSD-Intoxikation 63
Lungenembolie 101
Lungenödem 22, 25, 87

M
Magen-Darm-Blutung 139
Magengeschwür 135, 139
Magenspülung 42
Marihuana 63
Medikamenten-
intoxikation 43, 185, 231 - 264
Medizingeräteverordnung
(MedGV) 274
Medizinproduktgesetz (MPG) 274
MEES 12
Mehrfachverletzung 143
Meldepflichtige Erkrankungen 266
Mesenterialinfarkt 135
Methämoglobinvergiftung 44
Methanolintoxikation 183

Methylalkoholintoxikation _____ 183
Milzverletzung _____ 133
Morphin _____ 252
Morphinintoxikation _____ 189
Motorradunfall _____ 19
Muskeleigenreflexe _____ 124

N
Nabelschnurvorfall _____ 157
Narcanti® _____ 44
Narkoseeinleitung _____ 40
Nasenbluten _____ 122
Nasentubus _____ 29
Nasenverletzung _____ 123
Natriumbikarbonat _____ 253
Natriumthiosulfat _____ 44
Nebenniere _____ 50
Nebenschilddrüse _____ 50
Neugeborenes _____ 161
Neuner-Regel _____ 213
Niederspannung _____ 19, 228
Nierenabszeß _____ 135
Nierenstein _____ 135
Nitrolingual® _____ 254
Nitrosegase _____ 179
Norcuron® _____ 255
Notarztindikation _____ 20
Notfalldepot _____ 273
Notfallkoffer _____ 274
Notfallmedikamente 231-264, 290-292
Notfallpatient _____ 13
Notgeburt _____ 159
Notintubation _____ 27
Notkompetenz _____ 10

O
Ösophagusvarizen _____ 139
Ohnmacht _____ 97
Organoalkylphosphate _____ 191
Opiatintoxikation _____ 189
Orientierung _____ 136, 137

P
Pankreatitis _____ 135
Pantolax® _____ 256
Paraffinöl _____ 42, 45, 275
PEEP-Beatmung _____ 26
Petroleumintoxikation _____ 195
Pflanzenschutzmittelintoxikation _ 191
Pilzvergiftung _____ 201
Pneumonie _____ 68
Pneumothorax _____ 129, 131
Polytrauma _____ 142, 143

Präkordialschlag _____ 32
Präeklampsie _____ 151
Prioritäten _____ 142
Promit® _____ 251
Protamin _____ 257
Pseudokrupp _____ 166, 167
Psychologie _____ 47
Psyquil® _____ 257
Puls _____ 17
Pulsoximetrie _____ 16
Pufferung _____ 31, 36
Puppenkopfphänomen _____ 118
Pupillenweite _____ 118

Q
Querschnittsyndrom _____ 125

R
Rachentubus _____ 29
Rasseln _____ 16
Reaktion _____ 15
Reanimation _____ 33 - 37, 157, 171
Rechtsstellung _____ 10
Reflexe _____ 15, 16
Reizgase _____ 41, 179
Rettung _____ 19, 41
Rettungsassistent _____ 10
Rettungshelfer _____ 10
Rettungssanitäter _____ 10
Rettungskette _____ 13
Revised Trauma Score _____ 116
Rhythmusstörungen _____ 75
Ringer-Laktat-Lösung _____ 258
Rückenmarksverletzung _____ 24, 125
Rückwärtsversagen _____ 87
Rufnamen _____ 285
Ruhigstellung: Frakturen _____ 38, 39

S
sab simplex® _____ 43, 45, 275
Säuren-Basen-Haushalt _____ 107
Säureverletzung _____ 43, 199
Sauerstoffzufuhr _____ 25
Schädel-Hirn-Trauma _ 18, 21, 24, 38, 40, 51, 119, 120
Schaumbildnervergiftung _____ 43, 197
Schenkelblock _____ 75
Schilddrüse _____ 50
Schlafmittelintoxikation _____ 183
Schlaganfall _____ 53
Schlangenbiß _____ 46
Schleimhaut _____ 16, 17
Schock _____ 89 - 95

Schrittmacher — 32, 37, 77, 80
Schrittmacherfehlfunktion — 77
Schutzhelm — 22
Schwangerschaft — 151 - 159
Schwerbrandverletzten-Betten — 214
Schweigepflicht — 10
Seitenlage — 21
Sekundärtransport — 20
Sellick-Griff — 27
Sera-Plasma-Depot — 273
Sichtung — 27
Sinusbradykardie — 77
Sinustachykardie — 79
Solu-Decortin® H — 259
Sonnenstich — 211
Spannungspneumothorax — 131
Sportverletzung — 144
Sprachtabelle — 276 - 279
Stoff-Nummer — 268
Stoffwechselstörung — 50, 55 - 59
Strahlenschutzzentren — 287
Strahlenunfall — 212
Stromunfall — 19, 228, 229
Suprarenin® — 260

T
Tachykardie — 75, 79
Tauchunfall — 226
Telefonnummern — 2
Thorax-Trauma — 18, 21, 22, 24, 25, 27, 38
Thoraxdrainage — 27
Thrombolyse — 82, 101
Thrombose — 105
TIA — 53
Todeszeichen — 265
Toluidinblau — 44
Tollkirschen — 187
Tonruf — 286
Toxikose — 168
Trachealabriß — 127
Tränengas — 179
Trans.-ischäm. Attacke — 53
Trapanal® — 261
Trauma Score (Revised) — 116
Tropfgeschwindigkeit — 31
Tuben — 28, 29
TUIS — 268

U
Übersetzungshilfen — 276
Unterkühlung — 217
UN-Nummer — 268

V
Valium® MM — 262
Vasovagale Synkope — 97
Vena-Cava-Kompression — 23, 30, 139
Venenpunktion — 30, 31, 36
Venenverschluß — 105
Verätzung — 199
Verbrennung — 213, 215
Verbrühung — 215
Vergiftungen — 41, 51,173 - 201
Vergiftungszentrale — 286
Verhalten — 47
Verkehrsunfall — 19
Verletzungen — 14,18, 24, 38,117
Verrenkung — 141
Visken® — 263
Vitalfunktionen — 13, 15
Volumenmangelschock — 21, 23, 30, 91, 93
Vorhofbradykardie — 77
Vorhofextrasystolie — 79
Vorhofflattern — 81
Vorhofflimmern — 81
Vorhoftachykardie — 79
Vorwärtsversagen — 89

W
Wärmepackung — 219
Wasserlösliche Substanzen — 41
Wasser-Elektrolyt-Haushalt — 107
Wendl-Tubus — 129
Wirbelsäulen-Trauma — 18, 21, 24, 38, 125

X
Xylocain® — 264

Z
Zahlentafel — 284
Zentrale Störung — 51
Zugang,
 – endobronchial — 29
 – intraossär — 31
 – peripher — 30
 – zentral — 31
Zweihelfermethode — 34
Zwölffingerdarmgeschwür — 135, 139
Zyanintoxikation — 44, 193

BUCHSTABIER- / ZAHLENTAFEL

Buchstabiertafel, national

A	=	Anton	J	=	Julius	Sch	=	Schule
Ä	=	Ärger	K	=	Kaufmann	T	=	Theodor
B	=	Berta	L	=	Ludwig	U	=	Ulrich
C	=	Cäsar	M	=	Martha	Ü	=	Übermut
CH	=	Charlotte	N	=	Nordpol	V	=	Viktor
D	=	Dora	O	=	Otto	W	=	Wilhelm
E	=	Emil	Ö	=	Ökonom	X	=	Xanthippe
F	=	Friedrich	P	=	Paula	Y	=	Ypsilon
G	=	Gustav	Q	=	Quelle	Z	=	Zacharias
H	=	Heinrich	R	=	Richard			
I	=	Ida	S	=	Samuel			

Buchstabiertafel, international

A	=	Alpha	J	=	Juliet	S	=	Sierra
B	=	Bravo	K	=	Kilo	T	=	Tango
C	=	Charlie	L	=	Lima	U	=	Uniform
D	=	Delta	M	=	Mike	V	=	Viktor
E	=	Echo	N	=	November	W	=	Whisky
F	=	Foxtrott	O	=	Oskar	X	=	X Ray
G	=	Golf	P	=	Papa	Y	=	Yankee
H	=	Hotel	Q	=	Quebec	Z	=	Zulu
I	=	India	R	=	Romeo			

Zahlentafel

1	=	einss	5	=	fünnef	9	=	noihn
2	=	zwoh	6	=	sechs	0	=	nuhl
3	=	drrei	7	=	siebänn			
4	=	fiearr	8	=	acht			

RUFNAMEN DER HILFSORGANISATIONEN

Bezeichnung:	Kürzel:	Rufname:	Zentrale:
Arbeiter-Samariter-Bund	ASB	Sama	(02 21) 47 60 50
Deutsches Rotes Kreuz	DRK	Rotkreuz	(02 28) 54 10
Bergwacht/Wasserwacht	BRK	Rotkreuz	(0 89) 92 41-347 / -324
Johanniter Unfall-Hilfe	JUH	Akkon	(02 28) 6 83 00
Malteser-Hilfsdienst	MHD	Johannes	(02 21) 98 22 01
Feuerwehr	FW	Florian	(02 28) 95 29 00
Technisches Hilfswerk	THW	Heros	(02 28) 94 00
Deutsche Lebens-Rettungs-Gesellschaft	DLRG	Pelikan	(02 01) 77 50 51
Deutsche Gesellschaft zur Rettung Schiffbrüchiger	DGzRS		(04 21) 5 37 07 77
Hubschrauberstaffel		Bussard	
Bereitschaftspolizei		Brunhilde	
Wasserschutzpolizei		Poseidon	
Bundesgrenzschutz		Pirol	

Anschrift	Telefon

INFORMATONSZENTREN FÜR VERGIFTUNGSFÄLLE:

Deutschland:

● Universitätsklinikum Rudolf Virchow, Standort Charlottenburg, Reanimationszentrum
Spandauer Damm 130, 14050 Berlin
Tel. (030) 1 92 40
Fax (030) 3 26 80-7 99

● Informationszentrale für Vergiftungen
Universitäts-Kinderklinik
Mathildenstr. 1,
79106 Freiburg
Tel. (07 61) 2 70-43 61
Fax (07 61) 2 70-44 57

● Beratungsstelle bei Vergiftungen
II. Medizinische Klinik und Poliklinik der Johannes-Gutenberg-Universität
Langenbeckstr. 1,
55131 Mainz
Tel. (0 61 31) 1 92 40
Fax (0 61 31) 17 66 05

● Giftnotruf München
(Toxikologische Abt. der II. Medizinischen Klinik rechts der Isar der TU)
Ismaninger Str. 22, 81675 München
Tel. (0 89) 1 92 40
Fax (0 89) 41 40-24 67

Österreich:
I. Medizinische Universitätsklinik
Spitalgasse 23,
1090 Wien
Tel. (02 22) 40 40-22 22
bzw. 43 43 43

Schweiz:
Schweizerisches Toxikologisches Informationszentrum
Klosbachstraße 107,
8030 Zürich
Tel. (01) 2 51-51 51
bzw. (01) 2 66 66 66

Belgien:
Centre National de Prevention et de Traitement des Intoxications
Centre Antipoisons
Rue Joseph Stallaert 1,
Brüssel
Tel. (02) 3 45-45 45, -18 18

Bulgarien:
Centre Anti-Poisons
Institut de Medicine d'Urgence "N.Prigov"
Clinique Toxicologique
Boulevard Totlebene 21,
Sofia
Tel. 5 11 62

Dänemark:
Giftinformationscentralen
Poisons Information Center
Rigshospitalet 7122
Tagensvej 20, 2200 Kopenhagen N
Tel. 31 39 42 33

Italien:
Centro antiveleni
Universita `di Roma
Policlinico Umberto I
Viale del Policlinico,
00161 Roma
Tel. (0) 6 49 06 63

Niederlande:
Nationaal Vergiftigingen Informatie Centrum
Rijksinstituut voor Volksgezonheid en Milieu hygiene
Antonie van Leeuwenhoeklaan 9,
3720 BA Bilthoven
Tel. (0) 30 74 88 88

Polen:
National Poisons Information Center and Clinical Department of Toxicology Institut of Occupational Medicine
Ul. Teresy 8, Warzawa
Tel. 57 99 00, 57 42 70/ 95/51

Schweden:
Giftinformationscentralen
Poison Information Center
Karolinska Sjukhuset,
10401 Stockholm
Tel. (0) 8 33 12 31

Tschechei:
Poison Information Center
Clinic for Occupational Diseases
Vysehradska 49, Prag 2
Tel. (2) 29 38 68

Ungarn:
Department Toxicologique
Hopital Sandor Koranyi
Alsoerdosor 7
Budapest VII
Tel. (1) 22 34 54

REGIONALE STRAHLENSCHUTZZENTREN

Deutschland:

- Klinikum Steglitz der Freien Universität Berlin Abteilung für Nuklearmedizin
Hindenburgdamm 30, 12203 Berlin
Tel. (0 30) 7 89-21 71 bzw. -39 92

- Kernforschungszentrum Karlsruhe
76344 Eggenstein-Leopoldshafen
Tel. (07247) 82-3333

- Allgemeines Krankenhaus St. Georg Abteilung Strahlentherapie und Nuklearmedizin
Lohmühlenstraße 5, 20099 Hamburg
Tel. (040) 2488-2371 bzw. -2256

- MHH, Abt. IV: Nuklearmed. / Spezielle Biophysik
Carl-Neuberg-Str. 8, 30625 Hannover
Tel. (0511) 532-3197

- Inst. für Medizin der Kernforschungsanlage
52428 Jülich
Tel. (02461) 61-5763 bzw. -5852

- Universitätskliniken im LKH, Abt. Nuklearmedizin der Radiologischen Klinik
66424 Homburg-Saar
Tel. (06841) 16-2201 bzw. -3305

- Städt. KH Schwabing Abt. Strahlentherapie
Kölner Platz 1, 80804 München
Tel. (089) 3068-541 bzw. -444

- Gesellschaft für Strahlen- und Umweltforschung
Ingolstädter Straße 1, 80807 Neuherberg
Tel. (089) 3187-333

Spezialabteilung zur stationären Behandlung bei schweren Strahleneinwirkungen:

Berufsgenossenschaftliche Unfallklinik Ludwigshafen
Spezialabteilung für schwere Verbrennungen
Ludwig-Guttmann-Str. 13, 67071 Ludwigshafen-Oggersheim
Tel. (0621) 68101

STATIONÄRE DRUCKKAMMERN

Deutschland

- Schiffahrtmedizinisches Institut der Marine
Kopperpahler Allee 120, 24119 Kronshagen
Tel. (0431) 5 43 91 bzw. 50 90

- Branddirektion München AG Hyperbare Medizin der TU München
Anzinger Straße 31
81671 München
Tel. (0 89) 40 66 55

- BW-Krankenhaus Ulm Abt. Anästhesiologie und Intensivmedizin
Oberer Eselsberg 40, 89081 Ulm/Donau
Tel. (07 31) 1 71-22 86 bzw. -1

Österreich

- Department für Thorax- und hyperbare Chirurgie Uniklinik für Chirurgie
Auenbrugger Platz 1, 8036 Graz
Tel. (03 61) 385-8 03 bzw. -0

- Neurologische Universitätsklinik
Anichstraße 35, 6020 Innsbruck
Tel. (0 52 22) 7 23-38 99 bzw. -0

Schweiz
Medizinische Klinik Universitätsspital Zürich
Rämistraße 100, 8091 Zürich
Tel. (01) 2 55-22 52

FUNKFREQUENZEN

Bezeichnung	Telefon	Funkfrequenz	Unterband/ Oberband	Wechselsprech./ Gegensprechen	Tonruf 1/ Tonruf 2
Leitstelle .... (eigener Bereich)	....	....	....	....	TR ....
Leitstelle .... (benachbarter Bereich)	....	....	....	....	TR ....
Leitstelle .... (benachbarter Bereich)	....	....	....	....	TR ....
Leitstelle .... (benachbarter Bereich)	....	....	....	....	TR ....
Leitstelle .... (benachbarter Bereich)	....	....	....	....	TR ....
Polizeizentrale	....	....	....	....	TR ....
Feuerwehrzentrale	....	....	....	....	TR ....

Funkfrequenz für Notruf im ganzen Bundesgebiet
444 Unterband Gegensprechen (G/S) TR 1